TRAVAIL DE LA CLINIQUE D'UROLOGIE DE LA FACULTÉ DE MÉDECINE
DE LYON

LE
CATHÉTÉRISME URETÉRAL
DANS
L'ANURIE CALCULEUSE

PAR

Le Dr Demètre ARISTOTELÈS

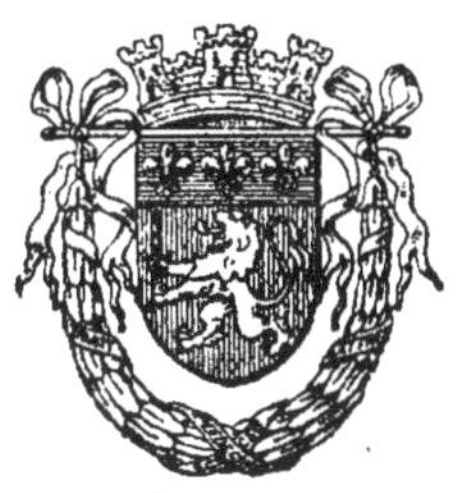

LYON
A. REY, IMPRIMEUR-EDITEUR DE L'UNIVERSITE
4, RUE GENTIL, 4

1915

LE

CATHÉTÉRISME URETÉRAL

DANS

L'ANURIE CALCULEUSE

TRAVAIL DE LA CLINIQUE D'UROLOGIE DE LA FACULTÉ DE MÉDECINE DE LYON

LE

CATHÉTÉRISME URETÉRAL

DANS

L'ANURIE CALCULEUSE

PAR

Le Dr Demètre ARISTOTELÈS

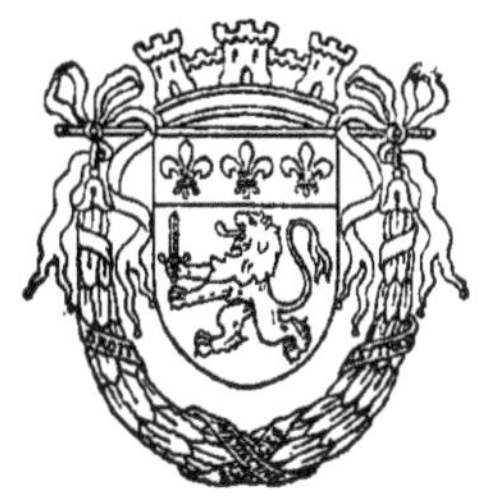

LYON
A. REY, IMPRIMEUR-ÉDITEUR DE L'UNIVERSITÉ
4, RUE GENTIL, 4
1915

A MES PARENTS

Faible témoignage de reconnaissance.

A MES FRÈRES

A MES SŒURS

A MES AMIS

A mon Maître

MONSIEUR LE DOCTEUR V. ROCHET

Chirurgien-major de l'Antiquaille,
Professeur de clinique des maladies des voies urinaires.

Pendant notre internat provisoire que nous passons dans son service il ne nous ménage ni ses conseils ni ses enseignements. En toutes circonstances, nous trouvons toujours auprès de lui la même affectueuse bienveillance. Nous le remercions d'avoir bien voulu nous associer à ses recherches expérimentales et de nous avoir inspiré cette thèse.

Il nous fait aujourd'hui le grand honneur d'accepter la présidence de notre thèse; nous lui en sommes infiniment reconnaissant.

A MES JUGES

A MES MAITRES

des Hospices civils de Lyon.

A MES CAMARADES

de l'Internat provisoire de l'Hôpital Saint-Pothin.

LE

CATHÉTÉRISME URETÉRAL

DANS

L'ANURIE CALCULEUSE

INTRODUCTION

Nous sommes loin aujourd'hui des premiers essais du cathétérisme uretéral comme moyen thérapeutique tenté par Wely, Albarran, Casper, Desnos, il y a maintenant quinze ans.

Cette thérapeutique par les voies naturelles s'est enrichie progressivement d'applications nouvelles et fécondes en résultats, dont quelques-unes étonnent même; méthode non seulement curative, mais aussi préventive, elle doit sauver de plus en plus l'existence dans certains cas, de reins dans d'autres, reins voués autrefois à une destruction progressive et dont l'aboutissant était trop souvent la néphrectomie; il s'agit donc d'un traitement essentiellement conservateur et partant d'autant plus précieux.

Le cathétérisme uretéral thérapeutique fut employé :

A. — Tout d'abord *contre les suppurations pyélo-rénales :* il était naturel, en effet, du jour où l'on a pu arriver jusqu'à la cavité pyélique, de lui appliquer les mêmes manœuvres, si bien réglées par Guyon pour la cavité vésicale, et de même qu'on faisait le nettoyage d'une vessie infectée ou qui se vidait mal, on a pensé à cathétériser un rein dilaté, suppurant ou s'évacuant imparfaitement.

B. — *Dans les fistules rénales ou urétérales*, où la sonde agit vraisemblablement de deux façons :

1° Par dérivation de l'urine qui permet à la plaie lombaire de se cicatriser plus rapidement;

2° Par dilatation et désinfection de l'uretère, dont le rétrécissement est, en réalité, la cause véritable de la persistance de la fistule.

C. — *Dans le but de provoquer l'expulsion de calculs.* Cette expulsion tantôt est survenue comme résultat complémentaire d'une autre utilisation du cathétérisme uretéral; nombre de nos anuriques, comme nous aurons l'occasion de le voir, ont vu l'élimination de leur calcul facilitée par le passage de la sonde; tantôt l'expulsion a été obtenue de propos délibéré.

D. — *Dans le rétrécissement de l'uretère.*

E. — *Dans les coliques néphrétiques* d'origine lithiasique, ou par rein mobile.

C'est là une utilisation encore plus récente et elle découle de la notion physiopathologique capitale que voici : la douleur paroxystique qui constitue la colique néphrétique est le résultat, dans la majorité des cas, de la mise en tension du bassinet.

F. — *Enfin dans l'anurie calculeuse.*

Du jour où les chirurgiens ont eu la possibilité de cathétériser les uretères, ils ont eu aussi l'idée d'appliquer cette méthode à la cure de l'anurie calculeuse. Dès 1875, Simon, d'Heidelberg, préconisait une semblable thérapeutique, mais il fallut attendre les perfectionnements que Nitze et Casper ont apportés aux cystoscopes pour voir entrer dans la pratique une semblable façon de faire, qui fut vulgarisée en France par Albarran.

Dans ces vingt dernières années, ces tentatives se sont multipliées, et Eliot en rapportait vingt-six observations. Nous-même, à propos de deux cas que nous avons eus dans le service de mon maître, M. le professeur Rochet, avons recherché dans la littérature les faits publiés depuis le travail d'Eliot et en avons trouvé quatorze nouveaux.

Les résultats miraculeux obtenus par ce mode thérapeutique nous obligent de reprendre la question pour confirmer l'opinion actuelle classique et la valeur de la méthode.

La chirurgie conservatrice, surtout quand elle s'adresse à un organe de l'importance du rein, mérite tous les efforts et toute l'attention du chirurgien. Les tentatives de thérapeutique conservatrice trouvent dans ce fait une justification suffisante.

HISTORIQUE

L'idée d'employer le cathétérisme uretéral comme moyen thérapeutique dans l'anurie calculeuse, remonte à la même époque que le premier cathétérisme des uretères fut réalisé.

En 1875, Simon, d'Heidelberg, qui, le premier, est arrivé à introduire une sonde dans l'uretère d'une femme, après dilatation large de l'urètre, préconisait, d'après Merklen, l'introduction d'instruments dans les uretères pour repousser les corps étrangers qui s'opposent au libre passage des urines. Mais étant donné les difficultés qu'on rencontrait pour rendre ce moyen pratique, cette méthode fut aussitôt abandonnée.

Le cathétérisme ne commence à devenir facile qu'à partir de 1894-1895, avec les perfectionnements qu'on a apportés au cystoscope, Nitze d'une part, Casper d'autre part.

En 1896, M. le professeur Albarran rendit pratique l'urétéro-cystoscope en y ajoutant l'*onglet*.

Dès lors, le cathétérisme des uretères commence à se vulgariser et l'on put bientôt voir les services immenses qu'il a rendus, non seulement comme moyen d'exploration, mais encore comme moyen thérapeutique.

En 1899, M. Albarran, dans le *Traité de Chirurgie* de Le Dentu et Delbet, préconise ce moyen thérapeutique dans l'anurie en ces termes : *Depuis que le cathétérisme uretéral est devenu pratique, nous possédons une importante ressource thérapeutique dans les cas d'anurie calculeuse.*

La première tentative faite dans ce sens fut, en 1901, par Rafin et Verrière (communication à la *Société des Sciences médicales de Lyon*, 23 mai 1901). Ce moyen dans leur cas échoua, le calcul ne pouvant être mobilisé, enserré qu'il était entre le méat uretéro-vésical, rétréci au-dessous de lui, et au-dessus un autre rétrécissement très serré de l'uretère.

Quelques mois après, Cimio, de Palerme, guérit une femme anurique et publie son cas dans le *Policlino.*

Depuis 1903, les cas se multiplièrent rapidement et, en 1910, Eliot a pu colliger vingt-six observations. Les résultats très encourageants cités par Eliot ont poussé les chirurgiens à l'emploi de cette méthode comme moyen thérapeutique et, aujourd'hui, nous sommes en mesure de porter le nombre des observations publiées à quarante avec trente-deux guérisons.

Nous nous proposons donc d'insister sur les grands services rendus par ce moyen et de contribuer ainsi à la vulgarisation de cette méthode.

Comment le cathétérisme uretéral est-il capable d'agir?

Il est encore assez difficile de l'établir aujourd'hui, de même que la pathogénie de l'anurie calculeuse nous échappe en partie. Pendant longtemps on a admis que l'un des uretères était bloqué par un calcul en voie de migration et qu'il résultait un réflexe réno-rénal inhibant le rein du côté sain. Les professeurs Guyon et Albarran se sont, en France, pour certains cas d'anurie, faits les défenseurs de ce mode pathogénique.

Dans sa communication au Ier Congrès international d'Urologie, Legueu semble plus éclectique. Il admet que parfois le rein opposé au côté bloqué est capable de fonctionner encore, mais son fonctionnement, dit-il, ne permet pas de conclure à son intégrité. Quand il n'est pas oblitéré (Legueu, *Traité d'Urologie chirurgicale*, Paris, 1910), ce rein fonctionne encore, mais son fonctionnement est celui d'**un rein taré** et sur lequel des influences minimes peuvent amener la suppression définitive.

Mais, dans la majorité des cas, l'anurie n'apparaît que chez les sujets présentant un bloquage bilatéral des voies d'excrétion (22 pour 100 suivant Lory, thèse Paris, 1908, *Contribution à l'étude de la lithiase bilatérale;* 30 pour 100 suivant Waston), ou porteurs d'un rein unique, l'autre étant absent congénitalement ou bien ayant été enlevé par une intervention chirurgicale, ou, enfin, ayant perdu toute valeur fonctionnelle par suite de lésions inflammatoires.

A l'heure actuelle, on tend à être plus éclectique et à admettre que chaque théorie renferme une part de vérité, la première s'appliquant à un certain nombre de cas, la seconde aux autres. Nous n'avons garde de reprendre cette discussion à laquelle nous ne pourrions apporter aucune donnée nouvelle et nous n'envisagerons que la situation du calcul dans le bassinet ou l'uretère.

Il est classique d'admettre que l'oblitération de l'uretère a pour point de départ le calcul et s'est trouvée brusquement complétée par un spasme de la paroi du canal.

L'urine ne pouvant pas s'écouler dans la vessie, s'accumule dans le bassinet; la pression y augmente brusquement, de même qu'elle augmente dans les canalicules urinifères et la sécrétion rénale se trouve bientôt arrêtée. S'il en était toujours ainsi, on devrait voir, après le cathétérisme uretéral, le bassinet se vider brusquement ou bien constater, au cours d'une néphrotomie ou d'une néphrectomie, l'hypertension du liquide qui y serait accumulé.

Or, cette constatation est exceptionnelle : il en est fait mention cinq fois sur quarante.

Brongersa (Amsterdam) dit avoir évacué 200 grammes d'urine.

Dans le cas d'André, lorsque la sonde est arrivée dans le bassinet, il s'en est échappé un jet de 70 grammes. Chez le malade d'Heitz-Boyer et Eliot, il s'écoule par la sonde une urine claire en jet continu, tout à fait comme s'il existait une rétention dans le bassinet.

Imbert aurait vu s'échapper en jet 60 à 80 grammes d'une urine très colorée, trouble, presque boueuse.

Enfin Frontera Esterich déclare : « A peine la sonde est-elle arrivée dans le bassinet, qu'un jet d'urine claire, bien colorée, s'écoule avec force. Cet écoulement se fait à jet continu, une demi-heure durant. »

De tels cas sont relativement rares; d'ordinaire, il ne sort d'un bassinet que quelques grammes d'urine sanguinolente. Parfois même, il n'y a pas trace d'urine.

Pour nous, est donc d'admettre que, dans la plupart des cas, le calcul détermine un réflexe qui inhibe le rein du côté malade et non une rétention qui élève la pression dans les canalicules urinifères et arrête la sécrétion rénale.

Merklen (thèse de Merklen, p. 39) citait déjà les exemples que voici de cette suspension totale de la sécrétion rénale en amont de l'obstacle. « A l'autopsie d'un malade mort après une anurie de huit jours, lit-on dans sa thèse, Julia Fontenelle fut très étonné de constater l'absence d'un rein, l'oblitération supérieure de l'orifice supérieur de l'uretère opposé sans une goutte d'urine dans le bassinet et le rein ; il en conclut avec raison qu'il s'agissait d'une suppression vraie. » De même, dans une oblitération d'un bassinet par un calcul, l'autre rein étant remplacé par une hydatite, Mürhrbeck remarqua que non seulement le bassinet ne renfermait pas d'urine, mais même qu'il ne présentait pas l'odeur de ce liquide. Cette absence d'urine dans le bassinet est encore signalée dans l'observation célèbre de Paget où, à la suite d'une anurie de vingt-deux jours, les lésions constatées à l'autopsie furent les suivantes : hydronéphrose, évidemment ancienne, à droite ; oblitération de l'uretère gauche, à deux pouces de la vessie, sans urine dans le bassinet correspondant, avec hypertrophie du rein.

Prüs, de même, a communiqué à la société anatomique l'observation d'une anurie de dix jours, due à l'obstruction de deux uretères par des calculs, sans dilatation des bassinets ; l'un d'eux seulement renfermait quelques gouttes d'une urine sanguinolente.

Cet arrêt complet de la sécrétion rénale se trouve expressément relaté dans une observation de Suarez de Mendosa (de Madrid), cité par Elliot. Appelé au douzième jour d'une anurie, auprès d'une femme lithiasique, Suarez de Mandosa trouve à droite un rein ectopique, un peu gros, douloureux, avec défense de la paroi. Une néphrotomie droite est aussitôt tentée. Les calices et le bassinet ne sont pas distendus. Ils ne contiennent pas d'urine. Il n'y en a même pas du tout, fait remarquer Suarez dans son observation.

Voilà donc un cas d'anurie où, après douze jours, l'on trouve le bassinet absolument vide d'urine et où la sécrétion reprend cependant aussitôt après l'intervention.

Guibal (de Béziers), opérant lui aussi avec succès un malade neuf jours et demi après le début des accidents, constate également cette absence d'urine dans le bassinet.

Albarran, Kümmel, Marion ont aussi communiqué des cas pareils.

Le calcul, cause première de tout le mal, est-il lui-même enclavé par un spasme ou laisse-t-il entre lui et la paroi uretérale un espace dans lequel, à défaut d'une certaine quantité d'urine, pourra passer une sonde uretérale? Les faits sont là pour montrer que la première éventualité est parfois réalisée, la sonde urétérale, remontant dans l'uretère, butte à un moment donné contre un corps dur, qui donne le frottement particulier au calcul, il est impossible de continuer à la faire cheminer.

Plus souvent la sonde n'est arrêtée par aucun obstacle ; parfois pourtant, elle perçoit le frottement rugueux produit par le calcul, mais sa progression continue sans difficulté.

De ces données on peut déja conclure que le calcul ne constitue pas un obstacle absolu, mais qu'il agit comme corps étranger et devient le point de départ des phénomènes d'inhibition, non seulement du côté bloqué, mais encore du côté opposé.

La preuve de cette hypothèse nous est encore fournie par les cas où le calcul à l'opération est trouvé libre dans le bassinet. C'est ainsi que MM. Rochet et Thévenot, intervenant chez une femme de vingt et un ans, en anurie depuis huit jours (Thevenot, *Soc. de Chirurgie de Lyon*, 14 nov. 1907), constatent que le bassinet ne renfermait pas d'urine, mais un calcul de la grosseur d'une amande, occupant la partie supérieure du bassinet et ne s'engageant en aucune façon dans l'uretère.

Ainsi donc l'anurie aurait pour point de départ soit l'oblitération de l'uretère par un calcul en voie de migration, soit un réflexe inhibiteur engendré par le calcul.

Dans ces conditions, **quel peut être le mode d'action du cathétérisme uretéral?**

Pour les premiers qui le pratiquèrent il devait désobstruer l'uretère en refoulant le calcul. Si cette théorie était vraie, on devrait, en pratiquant le cathétérisme, sentir toujours l'effort de la sonde pour déplacer le calcul ; or il n'en est rien. Si parfois la sonde bute contre un obstacle et s'arrête de progresser, plus souvent elle arrive jusque dans le bassinet sans rien révéler d'anormal et il faut recourir à la radiographie pour préciser l'existence et le siège du calcul. Dans ces conditions, il est possible qu'elle agisse en faisant cesser par action de contact le réflexe inhibiteur. Lorsqu'il existe de la rétention d'urine dans le bassinet et d'hypertension, en évacuant la poche elle fait cesser l'hyperpression dans les canalicules urinifères, et par cela même permet le rétablissement de la sécrétion rénale.

En résumé :

1° La sonde se glisse entre le calcul et la paroi et rétablit le passage de l'urine (il est bon d'employer une sonde de petit calibre) ;

2° La sonde refoule le calcul dans le bassinet ;

3° Il n'y a pas de calcul vrai, mais du sable aggloméré qui est dissocié par la sonde ;

4° L'expulsion du calcul suit le cathétérisme ;

5° La sonde bute contre l'obstacle et s'arrête, mais son introduction et son maintien pendant quelques heures fait cesser le spasme et rétablit la sécrétion ;

6° Lorsqu'il y a de la rétention d'urine dans le bassinet en évacuant la poche, elle fait cesser l'hypertension dans les canalicules urinifères et par cela même permet le rétablissement de la sécrétion rénale ;

7° L'introduction de la sonde du côté obstrué ne ramène pas d'urine, mais en cathétérisant le côté opposé, la sécrétion se rétablit parfois.

Tel est approximativement le mode d'action de la sonde dans l'anurie.

Quel que soit le mode d'action, il est un fait certain, c'est qu'elle agit d'une façon efficace dans les cas d'anurie : sur les quarante cas que nous avons colligés, nous notons trente-deux guérisons.

Quelques-uns des malades ont eu à des intervalles plus ou moins éloignés plusieurs crises d'anurie ; chacune fut traitée par le cathétérisme avec un égal succès. Dans certains cas (von Frisch, Kouznezki, Rosing, Pivovaroff) la méthode échoua malgré des cathétérismes répétés. La néphrotomie simple ou double sauva encore certains malades (von Frisch, Rosing). D'autres succombèrent par urémie. Pivovaroff, de Kief, cite un cas qui a duré dix-sept jours et où le cathétérisme ureteral fut impossible ; à l'autopsie, on a trouvé une oblitération bilatérale ; Kouznezki a eu un autre cas pareil.

Ces cas malheureux sont relativement rares par rapport aux cas qui se sont terminés favorablement.

Les faits viennent donc confirmer les idées d'Albarran et de Legueu, etc., et nous montrent la valeur thérapeutique de cette méthode.

Dans quelles conditions peut-on donc l'employer et jusqu'à quel moment faut-il différer l'intervention sanglante?

Indication du cathétérisme uretéral.

On sait que, dans l'évolution de l'anurie calculeuse, on peut distinguer deux périodes, l'une de tolérance parfaite, l'autre d'anurie. Chacune de ces périodes durant un nombre de jours variable, suivant les sujets, on ne peut se baser sur la durée de la crise pour fixer telle ou telle indication thérapeutique ; il faut seulement faire état des symptômes que présente le malade.

Est-on appelé en période de tolérance, dans les premiers jours de l'anurie le cathétérisme de l'uretère est indiqué de la façon la plus absolue et presque toujours il est couronné de succès. L'injection par la sonde d'une certaine quantité d'eau boriquée ou de glycérine paraît avoir une action favorable sur la sécrétion rénale.

L'expérience clinique montre que celle-ci reparaît soit immédiatement, soit dans les quelques heures qui suivent le cathétérisme et d'une façon définitive. Quelques auteurs pourtant (Imbert, Jahr, Kouznezki von Frisch), qui ont vu l'anurie reparaître après l'ablation de la sonde, ont dû laisser celle-ci à demeure pendant un certain temps.

Un premier cathétérisme a-t-il échoué, on est autorisé à répéter cette manœuvre plusieurs fois de suite, étant donné l'absence chez le malade de tout signe d'urémie même légère.

Lorsque le chirurgien est appelé vers le cinquième jour, la question devient plus délicate.

D'ordinaire, à cette époque, la période de tolérance n'est pas terminée et il est encore possible de tenter le cathétérisme de l'uretère.

Mais il faut, sans plus tarder, entrevoir l'éventualité de la néphrotomie, qui devra être pratiquée quelques heures après cette première manœuvre, en cas d'échec de celle-ci.

Enfin, lorsqu'on se trouve en présence d'un malade qui a dépassé le cinquième jour, ou chez lequel de petits signes d'urémie apparaissent déjà, il nous semble préférable de recourir d'emblée à la néphrotomie.

De quel côté faut-il intervenir? — La dernière question qui se pose est de savoir s'il faut cathétériser les deux reins ou un seul, et, dans ce cas, de quel côté doit porter le cathétérisme?

On choisira le rein qui aura été le dernier le siège de phénomènes morbides; c'est d'ailleurs sur ce même rein que devra porter la néphrotomie.

Comment arriver à ce diagnostic?

L'on interrogera avec soin le malade. La localisation à tel ou tel côté de la crise douloureuse qui, souvent, mais non toujours, précède ou accompagne l'établissement de l'anurie, indiquera déjà le côté où l'on devra vraisemblablement porter l'intervention.

L'examen du rein et de l'uretère complétera le plus souvent ces indications premières. Il ne faut guère compter sur l'augmentation de volume du rein correspondant. L'uronéphrose est rare. Et si le rein, à l'opération, apparaît cependant souvent gros, congestionné, s'il se montre parfois hypertrophié pour suppléer à la destruction de son adelphe quand celui-ci est plus ou moins gravement lésionné, il ne l'est point suffisamment pourtant pour que cela soit ordinairement cliniquement appréciable. Les lithiasiques, de plus, sont volontiers des obèses, à paroi abdominale épaisse, et partant à ce point de vue difficiles à examiner.

Par contre, le rein, à la palpation, se montrera fréquemment douloureux; de même l'uretère si l'on vient à l'explorer en tout son trajet. La palpation de l'extrémité inférieure de ce conduit, par le rectum chez l'homme, mieux par le vagin chez la femme, peut être un moyen de diagnostic précieux. Non seulement l'on peut recueillir ainsi la sensibilité de l'uretère ; mais il arrive parfois au calcul de s'arrêter au niveau des derniers centimètres de ce canal ; par le toucher vaginal ou rectal, combiné au palper abdominal, l'on a pu, dans certains de ces cas, alors arriver à percevoir le corps étranger, cause des accidents. L'exploration interne de la vessie au moyen du cathéter métallique, dénotant qu'une de ses moitiés se montre plus que l'autre sensible au contact, signe sur lequel ont insisté Guyon et Pasteau, pourra être également utile au diagnostic.

Mais il est des cas où l'anurie s'établit d'emblée, sans douleurs préparatoires, sans le cortège de la crise néphrétique. Il arrive aussi que le malade se présente seulement à nous dans un état de torpeur tel qu'on n'arrive plus à réveiller la douleur, ni au niveau du rein, ni au niveau de l'uretère. Même dans ces cas, il est rare qu'on n'arrive pas à constater une contracture au moins légère de défense des muscles de la paroi, localisée au côté bloqué (Eliot). M. Legueu, le premier, en 1894, et tous les auteurs après lui, ont attiré, à juste titre, l'attention sur la haute valeur de ce signe au point de vue de la localisation du côté correspondant à l'uretère, qui vient de l'obstruer. Legueu ne l'a jamais vu manquer : « Onze fois au moins, dit-il dans son *Traité Chirurgical d'Urologie*, il m'est arrivé de baser sur ce seul signe le diagnostic du côté obstrué, c'est-à-dire du côté à opérer ».

La cystoscopie aussi, avant d'enfoncer la sonde,

peut nous donner des renseignements précieux sur le rein atteint.

Elle montrera parfois du côté bloqué un peu de sang, quelques petits caillots sortant de l'orifice de l'uretère mise en cause. Mais c'est surtout lorsque le calcul siégera dans les derniers centimètres du conduit que l'examen cystoscopique sera susceptible de donner des renseignements utiles. Le méat uretéral pourra présenter alors des modifications importantes et qui sont :

1° Les suffusions sanguines au niveau ou au pourtour du méat, signe d'une grande importance et le plus souvent observé ;

2° L'œdème localisé au méat ou immédiatement à son pourtour. C'est un signe excellent de calcul de l'extrémité inférieure de l'uretère et qui peut même exister lorsque le calcul n'est pas immédiatement au contact du méat, mais dans les 3 derniers centimètres du conduit. Pour que ce signe ait par lui-même une grande importance au point de vue du diagnostic, il faut qu'il n'existe pas en même temps de l'infection uretérale de ce côté » (Pasteau, *Congrès d'Urologie*, 1909) ;

3° La dilatation du méat uretéral qui peut s'observer, soit que le calcul reste encore sus-méatique, soit qu'il se trouve déjà engagé dans l'orifice du méat. Cet état du calcul, « montrant son nez dans la vessie », est noté dans une observation d'anurie observée par Bruni (*Zeitschrift für Urologie*, 1907, p. 388) et par Germain dans un cas d'anurie ayant cédé à la distention vésicale, et cité par Eliot ;

4° La saillie anormale du mamelon uretéral due à la présence d'une sténose du méat, en arrière de laquelle s'est formée une dilatation intra-vésicale de l'extrémité inférieure de l'uretère, dilatation où s'est enclavé le calcul et la protrusion de la muqueuse uretérale dans la vessie, véritable prolapsus de l'uretère, seront beaucoup plus rarement observées.

TECHNIQUE

Naturellement, nous ne saurions trop insister sur la nécessité d'une asepsie la plus parfaite, après lavage soigné de l'urètre et de la vessie.

Le choix des sondes a une certaine importance : il vaudra mieux ne pas en prendre de trop grosses : un numéro 6-7, suivant Heitz-Boyer, semble suffisant comme calibre; d'autre part, la sonde doit être bien rigide. On commencera par une sonde à bout coupé en sifflet, mais on aura toutes prêtes, à côté de soi, des sondes à bout olivaire et même des bougies filiformes, de façon à recourir à elles si la sonde habituelle ne peut dépasser l'obstacle.

L'on commencera par cathétériser l'uretère supposé le dernier obstrué ; l'on fera progresser la sonde avec une extrême douceur à l'affût de toute sensation possible de frottements et de contact, sans y trop compter, toutefois, car la simple pénétration de la sonde fait souvent cesser le spasme de l'uretère qui emprisonnait le calcul.

L'introduction systématique d'une sonde dans les deux uretères ne paraît avoir été pratiquée que rarement, et il ne semble pas que les malades en aient retiré un bénéfice bien marqué. Nous pensons que cette manœuvre prolonge peut-être inutilement la durée de cette petite intervention. Elle doit être réservée aux cas de calculose bilatérale ou après échec du cathétérisme unilatéral.

Dans la montée uretérale de la sonde, diverses éventualités sont possibles.

A. — *La sonde ayant passé à côté du calcul ou l'ayant refoulé dans le bassinet arrive dans le bassinet.*

S'il y a rétention, comme dans les cas de Brongersa, d'André, d'Heitz-Boyer et Eliot, l'urine coule en jet continu, puis, tout de suite, ou après quelques heures dans les cas favorables, le jet prend le rythme rénal.

Dans la plupart des cas, le bassinet est vide et la sécrétion se fait attendre quelques minutes; il peut être nécessaire alors, si elle tarde trop à se rétablir, d'injecter un peu de liquide par la sonde : eau bouillie tiède, solution de nitrate d'argent, pour réveiller en distendant le bassinet la sécrétion inhibée par voie réflexe. La sonde arrivée dans le bassinet, il est bon de l'y laisser à demeure, surtout s'il y a rétention; l'on sera sûr ainsi que l'obstacle ne se produira pas et que le rein, à peine sorti d'une crise d'anurie, ne sera pas à nouveau bloqué (obs. d'Imbert).

Il est facile, du reste, à comprendre qu'un parenchyme venant ainsi d'être plus ou moins lésé, ne pourrait qu'être affecté de ces rechutes.

L'antisepsie des sondes laissées ainsi à demeure doit être parfaite; l'infection ascendante peut se produire en pareil cas avec une très grande facilité, et leur extrémité libre doit toujours plonger dans un récipient stérilisé et contenant même, pour plus de sûreté, un peu de formol. De temps en temps, on fera un lavage du bassinet avec une solution antiseptique.

Malgré tout, il ne faudra pas laisser la sonde à demeure trop longtemps ; le danger d'infection est d'autant plus grand que ces reins anuriques sont fortement congestionnés et en état de moindre résistance. Mais, surtout, il nous semble inutile de prolonger cette manœuvre : si l'obstacle doit s'évacuer spontanément, il le fera au bout d'une journée, de quarante-huit heures au plus, de sonde à demeure.

B. — *La sonde n'a pas pu dépasser l'obstacle, elle bute.*

Il faut d'abord ne pas oublier que, même dans les uretères normaux, cela peut se produire, et nous rappellerons les deux points d'élection de ces arrêts : 2 ou 3 centimètres, et à 7 ou 8 du méat. Une main exercée reconnaîtra souvent s'il s'agit d'un calcul ou non ; la résistance est beaucoup plus ferme, beaucoup plus brutale et précise dans le premier cas que dans le second.

On pourra passer à côté de l'obstacle ; c'est même la fréquence de cette éventualité qui permet les beaux résultats thérapeutiques que nous relaterons plus loin. Dans les cas contraires, il faudra recourir à une sonde plus petite ou à bout effilé.

Si, enfin, rien ne peut passer, on pourra laisser à demeure la sonde au contact du calcul et injecter à ce niveau un peu d'huile chaude ou de glycérine, de façon à faciliter la mobilisation du calcul qui, en se désenclavant ou en se déplaçant simplement, pourra s'évacuer spontanément dans les heures ou jours suivants.

Dans cette seconde éventualité, il ne faut pas perdre de vue que le cathétérisme de l'uretère opposé est indiqué. On suit absolument la même technique que pour le premier.

L'élimination du calcul, cause de l'anurie, se trouve être, lorsqu'elle se produit à la suite du cathétérisme uretéral, un effet secondaire de la manœuvre, mais d'une importance primordiale.

Le fait s'est produit dans la plupart des cas, et elle a d'autant plus de chance de survenir que le calcul est plus bas situé. Le volume des calculs ainsi expulsés a été variable : gros comme un petit haricot (Brongersma), comme un gros pois (Jahr), comme un gros haricot (Albarran), comme un noyau d'olive (Imbert). Il était le plus souvent allongé, lisse d'ordinaire, mais quelquefois rugueux (Cimio). Cette expulsion s'est produite le plus souvent dans les heures qui suivent l'ablation de la sonde : deux heures après (Pavone), le soir même (Kreps), douze heures après (Cimio), le lendemain (Rochet). Elle survient quelquefois sans douleurs, mais souvent après une violente crise néphrétique.

Avant de quitter ce chapitre de technique, il faut dire un mot du cas particulier dans lequel le ou les calculs obstruant l'uretère sont volumineux (la radiographie peut parfois renseigner sur ce point). Faut-il alors, comme on l'a recommandé, n'employer que des sondes très petites, au besoin de simples bougies, de peur d'une perforation?

Marion et Heitz-Boyer ne croient pas qu'il y ait grand danger de ce côté : le danger n'existerait d'ailleurs qu'au cas de calculs très anciennement enclavés, autour desquels il peut se faire de l'uretérite scléreuse qui enlève au conduit son élasticité. Le plus souvent, dans ces cas-là, la sonde butera et ne pourra passer ; en tout cas, si elle passait en traumatisant l'uretère, il ne se produirait guère sur celui-ci qu'une légère fissure et qui aboutirait tout au plus à un foyer de périuretérite. Lorsque le calcul est récemment enclavé, ce danger nous paraît illusoire. Nous n'avons pas besoin de dire que, jamais dans cet emploi du cathétérisme uretéral, il ne faudra user de sondes avec mandrin ; un tel instrument est trop offensif.

OBSERVATIONS

Les observations que nous publions, dont les vingt-six parues avant 1910 sont colligées par Elliot, montrent tout le service que l'on est aujourd'hui en droit d'attendre de ce moyen thérapeutique précieux qu'est le cathétérisme uretéral en matière d'anurie calculeuse.

Voici, tout d'abord, l'histoire de nos deux malades :

Observation I

(Inédite, due à l'obligeance de notre maître, M. le professeur Rochet.)

Anurie calculeuse. — Expulsion du calcul à la suite du cathétérisme. — Guérison.

Homme de trente-cinq ans, entre à la Clinique parce qu'il a souffert beaucoup des reins ces derniers jours et parce que, pendant quarante-huit heures, il n'a uriné qu'à peine quelques gouttes.

Pas de maladie dans l'enfance. Le malade dit n'avoir jamais eu de maladie vénérienne. N'a pas fait son service : réformé pour défaut de taille.

Cordonnier de son métier, il boit un litre de vin par jour et quelques absinthes dans la semaine.

Marié à vingt-sept ans. Femme et deux enfants en bonne santé.

A trente et un ans (1904), le malade, un peu indisposé, constipé, est pris subitement, pendant la nuit, de douleurs violentes dans l'abdomen et dans les reins. Ces douleurs avaient leur point de départ dans la région lombaire et s'irradiaient dans le flanc gauche, jusque dans les bourses. Les coliques ont duré deux ou trois jours, pendant lesquels le malade garde le lit. Son médecin lui fit des piqûres de morphine répétées. Le malade entre à l'Hôtel-Dieu où il resta huit jours. Puis les coliques disparurent, mais revenaient de temps en temps, quoique bien moins fortes que dans la crise initiale.

Les urines n'ont jamais été sanguinolentes.

Dès cette époque, le malade a remarqué que, pendant les crises, il n'urinait pas, mais, la crise finie, il se remettait à uriner régulièrement.

Dans ses urines, il n'avait pas trace de sable, pas de gravier.

L'examen pratiqué à cette époque n'a rien révélé du côté de ses reins, seulement la palpation profonde provoquait de la douleur.

Après avoir cessé son travail pendant un mois et demi, le malade reprend son travail et reste en bonne santé jusqu'en novembre 1907.

Le jour de la Toussaint, à 11 heures du soir, après des malaises passagers, de la constipation, le malade est repris des mêmes coliques que la première fois dans le flanc gauche. Il se met au lit et, pendant vingt jours, souffre sans trêve. Un médecin mandé par le malade ordonne des lavements, des cataplasmes chauds et du baume tranquille. Les douleurs avaient le même caractère, partant des reins, irradiées dans l'abdomen et les bourses; le moindre mouvement provoquait des douleurs intenses.

Pendant cette période douloureuse, le malade a été parfois deux jours sans uriner. La crise passée, le malade urine bien. A la fin de cette crise, il fait deux petits graviers qui empêchaient le jet d'urine de sortir. Par des pressions sur le canal, le malade parvient à extraire un petit calcul de la grosseur d'un petit pois environ. Un mois après, il fait de la même façon un nouveau calcul.

Les urines n'ont jamais été sales. Le malade se levait une fois la nuit, mais pas de façon régulière; pas de cuisson pendant la miction.

Depuis novembre 1907, le malade reprend son métier de cordonnier; il lutte contre sa constipation habituelle par des lavements de jaune d'œuf et d'huile d'olive; il reste en bonne santé jusque vers le 28 mai 1909.

A 2 heures de l'après-midi, après un petit repos, le malade se sentant fatigué, est pris de fortes coliques dans le ventre et de douleurs dans les reins. Il est arrêté momentanément d'uriner, puis urine. Les crises continuent aussi intenses et, en trois jours, le malade n'a émis, dit-il, qu'un verre environ d'urine; il était pris de sueurs froides qui transperçaient ses chemises et mouillaient son lit.

Le lendemain de cette période d'oligurie, le malade entre dans le service de M. Rochet.

A l'entrée, malade un peu chétif, amaigri, teint pâle. La langue est blanche, sèche.

Il est constipé. Pas d'appétit. Aliments solides provoquent douleurs.

La palpation de la région lombaire gauche provoque de la douleur et de la défense de la paroi. La pression dans la fosse iliaque gauche est douloureuse, ainsi que dans la région hypogastrique.

Le malade a fait, depuis hier, 50 à 60 grammes d'urine seulement.

Les reins ne sont pas sentis et le gauche est simplement douloureux.

Cystoscopie deux jours après l'entrée du malade.

La sonde uretérale pénètre de 6 à 7 centimètres dans l'orifice uretéral, mais ne va pas plus loin; elle semble buter sur un corps étranger.

Du côté droit, rien de particulier.

L'exploration métallique fait sentir dans la vessie de petites colonnes dures, mais pas de calculs.

Le lendemain de la cystoscopie, le malade éprouve quelques lancées du côté du col de la vessie et de l'urètre, et il fait un calcul volumineux et irrégulier venant de l'uretère.

La radiographie soigneuse de l'uretère pelvien gauche montre qu'il n'y a pas de calcul dans ce conduit.

Une nouvelle séance cystoscopique fait constater que l'uretère gauche est perméable et que la sonde pénètre facilement jusque dans le bassinet.

Le malade a fait, le lendemain de la cystoscopie, une grande quantité d'urine; depuis lors, l'émission est revenue à l'état normal et tout paraît terminé.

Notre maître, M. Rochet, fait suivre son observation de la judicieuse remarque suivante :

« C'est un cas intéressant au point de vue de l'affection, dite *anurie calculeuse* d'une part, de calcul de l'uretère d'autre part.

Il ne faut pas prononcer le nom d'anurie calculeuse à propos de tous les cas où un calculeux rénal (ou uretéral) fait, pendant quelques jours, de l'urine en quantité nulle ou insignifiante, mais où le rein calculeux, et surtout celui du côté opposé, est sain ou à peu près (peu de pyurie antérieure ou même pas, urines avec leur teneur normale, etc.). Il faut le réserver aux cas où les deux reins sont malades; généralement alors, on le sait, c'est le rein opposé au rein touché qui est surtout malade.

Aux premiers cas, abstention longtemps prolongée; du reste, l'état général, plus grave en apparence que vraiment, une uretérotomie peut suffire si on sait où est le calcul.

Aux seconds, intervention rapide (le rein à opérer est à discuter). Néphrotomie alors.

Importance de l'examen cystoscopique dans les premiers cas, surtout là où on est plus à l'aise.

On doit le faire aussi dans les seconds et faire suivre l'examen de l'opération immédiate.

Si l'examen montre un calcul uretéral dans l'uretère pelvien, dans les cas bénins ne pas se presser d'intervenir parce qu'on saura exactement où est le corps du délit. Un calcul qui est si bas a bien des chances de s'évacuer spontanément s'il n'y est que depuis quelques jours. Le cathétérisme de l'uretère peut faciliter cette expulsion.

S'il y est depuis longtemps avec menace de destruction fatale du rein correspondant, c'est une autre affaire, mais dans les cas, sinon aigus, du moins voisins de la période aiguë, l'uretérotomie trouve moins souvent son indication qu'on ne l'a dit. C'est une opération qui a donné de gros succès, c'est une affaire entendue, mais je crois qu'il vaut mieux, pour le malade, faciliter l'expulsion spontanée de son calcul.

Observation II

(Rochet.)

Anurie calculeuse guérie par le cathétérisme uretéral.

A... François, âgé de quarante-sept ans, entre à la Clinique d'Urologie, le 3 mai 1911, pour des accidents de lithiase rénale qui auraient débuté en 1893.

Il eut, à cette époque, plusieurs accès de coliques néphrétiques et des hématuries; il expulsa un certain nombre de calculs phosphatiques. Depuis lors, il fut atteint de temps en temps de coliques néphrétiques, souffrant surtout du côté gauche.

En 1903, il subit même une lithotritie pour un calcul resté dans la vessie.

A partir de 1907, les coliques cessèrent, mais les urines devinrent purulentes, et, lorsque le malade était fatigué, il accusait des douleurs sourdes, surtout à gauche.

Enfin, depuis trois mois, des hématuries se produisent fréquemment.

L'examen des reins montra à droite un volumineux calcul, il n'y en avait pas à gauche.

Ce calcul fut enlevé par néphrotomie le 18 mai 1911.

15 juillet 1913. — Le malade revient à l'hôpital, ayant eu, depuis le mois de janvier 1912, toute une série de coliques néphrétiques toujours à gauche. Un examen cystoscopique fait à cette date ne permit pas de recueillir de l'urine du côté droit.

Il ne s'en écoulait que du côté gauche.

Elle renfermait 16 grammes d'urée dans les vingt-quatre heures; la constante d'Ambard donna un coefficient de 0 gr. 105.

Le malade est revenu le 7 mars 1914.

3 mars. — A la suite d'une colique néphrétique, il présente des accidents d'anurie complète.

A son arrivée à l'hôpital, on constate qu'il est encore en pleine période de tolérance. Aucun petit signe d'urémie.

8 mars. — M. Rochet fait un cathétérisme du rein gauche; la sonde remonte dans le bassinet sans rencontrer de résistance.

La débâcle urinaire survient le lendemain, et depuis lors le malade urine environ 2 litres et demi par vingt-quatre heures.

La radiographie, faite après quelques jours, ne montre aucun calcul dans le rein gauche.

Le malade revient le 21 juin 1915 ; il est en anurie depuis deux jours. Le troisième jour a uriné 80 grammes d'urine contenant de petits flocons purulents.

M. Rochet pratique le cathétérisme de l'uretère gauche le quatrième jour. La sonde s'arrête à 6 centimètres de l'orifice puis passe en insistant et laisse couler brusquement par l'orifice uretéral et la sonde d'énormes flocons de pus fétide. On l'enfonce ensuite jusqu'au bassinet ; l'urine qui coule par la sonde est moins trouble. On enlève la sonde immédiatement. Le malade a uriné spontanément de onze heures et demie jusqu'à une heure 400 grammes d'urine trouble et fétide.

Observation III

(Comte et Perdoux, *le Poitou Médical*, décembre 1913, p. 266.)

Un cas d'anurie traité avec succès par le cathétérisme uretéral et la distension du bassinet.

Le 24 août 1913 l'un de nous est appelé à voir une malade D..., âgée de ans. La malade est atteinte d'une colique hépatique vraie. Elle a été prise subitement d'une douleur dans l'hypocondre droit caractéristique. C'est, d'ailleurs, la deuxième atteinte hépatique qu'a subie la malade. Elle a présenté, dans les années précédentes, une colique hépatique typique.

Devant l'intensité de la douleur, on prescrit o gr. 01 de morphine, qui fait passer une journée calme à la malade. Le soir, elle est vue par les confrères Comte et Barneby, la douleur a diminué; on fait une ordonnance prescrivant des suppositoires belladonés et opiacés.

Dans la nuit, bien que l'état de la malade soit bon, on administre par erreur trois des suppositoires prescrits par l'ordonnance, qui contiennent o gr. 03 d'opium et o gr. 01 de belladone.

La malade a donc absorbé o gr. 09 d'opium, o gr. 03 de belladone et o gr. 01 de morphine en douze heures.

Cette dose, peut-être non toxique et peu exagérée, semble devoir être incriminée ici comme cause des accidents qui se sont produits ultérieurement.

25 août. — Au matin, le Dr Comte est rappelé en hâte, car la malade est au plus mal.

L'état est le suivant :

Sueurs froides, extrémités froides, cyanose des lèvres, pouls arythmique et presque incomptable. Myosis et immobilité pupillaire à la lumière.

Le ventre est souple et n'est plus douloureux, faisant écarter l'idée d'une complication péritonéale ou pancréatique.

L'intelligence est conservée, ce qui ne sera pas dans les jours suivants. Enfin, il y a anurie complète.

On prescrit 300 grammes de sérum caféiné et le soir une nouvelle piqûre de caféine est ordonnée par les Drs Comte, Barneby et Delage de Clan.

26 août. — L'état est le même, l'anurie est toujours complète. Piqûre de caféine et théobromine à haute dose.

27 août. — Devant la persistance des troubles cardiaques et de l'arythmie, on ordonne L gouttes de digitaline en trois doses.

L'état est le même ; il y a anurie complète et l'état devient subcomateux.

28 août. — Le pouls se relève un peu et devient comptable, mais l'état subcomateux persiste ; pas une goutte d'urine.

Léger état congestif aux deux bases.

29 et 30 août. — L'état s'aggrave encore. On a donné en vain de la théobromine, du sérum et de la néphrine ; l'anurie est absolue. La malade est dans le subcoma, répondant à peine aux questions qu'on lui pose. Il est de plus survenu du purpura. Les taches purpuriques sont surtout apparentes à l'endroit où on a fait des piqûres. La langue est sèche, fendillée et fuligineuse.

La malade a eu une épistaxis.

C'est à ce moment que je suis appelé à voir Mme D..., après sept jours d'anurie absolue.

Devant l'état très grave, nous ne pensons pas pouvoir recourir à une décapsulation du rein et à une néphrotomie et nous proposons un cathétérisme uretéral avec distension du bassinet, bien que son indication ne soit pas ici absolue comme dans les anuries réflexes d'origine calculeuse.

La cystoscopie est pratiquée sur le lit de la malade. On retire de la vessie un peu d'urine très foncée et d'odeur ammoniacale ; je cathétérise l'uretère gauche jusqu'au bassinet et, avec une seringue, je dilate le bassinet en y ajoutant 5 à 6 centimètres cubes d'eau bouillie qui ressort par la sonde.

La malade est remise dans son lit et on lui laisse à demeure sa sonde uretérale et une sonde vésicale.

Cette intervention était pratiquée à 16 heures. Nous revenons voir la malade vers 22 heures. Le soir, l'état est à peu près le même ; cependant la sonde uretérale gauche a donné issue à environ deux cuillerées à café d'urine très foncée et légèrement sanglante. On retire les deux sondes et on injecte 500 centimètres cubes de sérum ordinaire.

L'effet du cathétérisme semble être immédiat, car dès le lendemain matin la malade a uriné environ 1 litre d'urine encore rouge et, dans la journée, elle a dépassé 1.500 grammes. La diurèse se rétablit abondamment les jours suivants pendant que l'état général s'améliore. La convalescence n'est troublée par aucun incident; la malade présente cependant dans les jours suivants une légère hémoptysie.

Actuellement la malade est tout à fait bien portante et a repris ses occupations.

L'analyse des urines a été faite le lendemain de l'intervention et n'a pas décelé dans les sédiments la présence de cylindres colloïdes hyalins, indice d'un processus de néphrite interne.

En somme, nous avons eu là une preuve irréfutable, paraît-il, de l'action salutaire du cathétérisme uretéral dans l'anurie.

Cette action est d'ailleurs bien connue, mais surtout dans l'anurie purement réflexe d'anyrie calculeuse où le cathétérisme a donné des guérisons immédiates dans de nombreux cas bien connus des chirurgiens urinaires.

Dans cette observation, il s'agissait d'une anurie probablement réflexe, puisque l'examen des urines n'a pas permis de constater la présence des cylindres et d'albumine, indice d'une altération rénale.

Peut-être cette anurie était-elle primitivement occasionnée par le colapsus cardiaque et la diminution de la pression artérielle, mais cette cause ne put être remarquée que dans les jours suivants où le pouls était redevenu plein et même tendu, comme le fait est constant dans l'anurie.

Quoi qu'il en soit, nous pensons, d'après cette observation, que dans tous les cas d'anurie, même d'origine médicale, le cathétérisme uretéral, si peu nocif pour les malades, doit être tenté avec quelque chance de succès. Jusqu'ici on ne pensait pas qu'il pût avoir une action aussi efficace, le réservant aux anuries purement réflexes ; il semble bien qu'il faille en étendre encore aujourd'hui les indications.

Observation IV

(Dr André, *Annales des Maladies génitales et urinaires*, 1911, p. 133.)

Anurie calculeuse dans un rein unique, traitée et guérie par le cathétérisme uretéral.

Camille P..., quarante-deux ans, épicier, se présente, le 22 septembre 1910, à la consultation de notre Service hospitalier, parce que, depuis quarante-huit heures, il n'a pas uriné du tout.

Dans ses antécédents, nous relevons qu'il a fait, à l'âge de trente-deux ans, un séjour de deux mois à l'hôpital pour des abcès multiples et symétriques, dont les cicatrices occupent les deux régions trochantériennes, les deux régions inguinales et la région sternale. Il a eu, il y a six ans, pour la première fois, une crise de coliques néphrétiques à gauche, qui a duré onze heures, et qui fut suivie, le lendemain, de l'émission d'urines très chargées, dans lesquelles le malade a trouvé le calcul jaunâtre, de la taille d'un pois, dur et rugueux. Depuis six ans, le malade n'a plus rien éprouvé.

Il n'a jamais souffert du côté droit.

Il y a trois jours, le malade a émis des urines colorées et troubles. Le lendemain, il a été pris de douleurs dans la région hypogastrique et les régions inguinales, surtout à gauche.

Ce jour-là, le 20 septembre, le malade n'a uriné qu'une fois le matin et seulement quelques gouttes sanguinolentes. Depuis ce moment jusqu'à son entrée à l'hôpital, c'est-à-dire depuis plus de quarante-huit heures, du 20 au matin au 22 à midi, le malade n'a pas uriné et ses douleurs ont persisté. Il a subi chez lui un sondage qui n'a ramené aucune urine de la vessie.

A son arrivée à l'hôpital, on constate en effet, par le cathétérisme, que la vessie est vide.

Il s'agit manifestement d'une anurie calculeuse, et le rein gauche, douloureux, est celui qui vient de se boucher en dernier lieu.

Je pratique séance tenante, à la table de consultation, le cathétérisme de l'uretère gauche.

La sonde n° 7 pénètre facilement jusque dans le bassinet sans rencontrer d'obstacle, et il s'en écoule aussitôt de l'urine, en jet, indiquant que cette urine était retenue sous tension dans le bassinet. Il s'en écoule immédiatement et d'un seul coup 70 grammes, puis l'écoulement se continue goutte à goutte.

La sonde uretérale fut laissée en place, et le malade fut transporté dans un lit. La sonde resta en place pendant quarante-huit heures. Pendant les premières vingt-quatre heures, la quantité totale d'urine émise par la sonde fut de 1.800 grammes. Pendant les vingt-quatre heures suivantes, cette quantité fut de 2.600 grammes. D'autre part, le malade a uriné de lui-même par le canal, 1.850 grammes le premier jour, et 500 grammes le deuxième jour.

Cette miction spontanée a commencé quatre heures après la mise en place de la sonde uretérale. Mais elle est due tout simplement à ce qu'une partie de l'urine, sécrétée par le rein cathétérisé, a filtré entre la sonde n° 7 et l'uretère. Du reste, ces deux urines ont une couleur uniforme, légèrement sanglante, pendant les deux ou trois premiers jours.

Après quarante-huit heures, on retire la sonde uretérale et le malade urine dès lors facilement et abondamment.

Pendant les jours qui suivent, la quantité notée est de 3.200, 2.900 et 3.000 grammes. Il y a donc manifestement, pendant quelques jours, hyperactivité sécrétoire du rein qui avait été bloqué. L'état général est d'ailleurs excellent. Les douleurs ont complètement disparu depuis que la fonction s'est rétablie; les urines, peu à peu, redeviennent claires et le malade se trouve tout à fait bien. La fonction du rein gauche était donc parfaitement rétablie.

Mais, désirant me rendre compte de ce qu'était devenu le rein droit, je pratiquai, le 29 septembre, un nouvel examen cystoscopique. Or, tandis que l'orifice uretéral gauche est facilement vu et paraît normal, j'ai beau explorer la région symétrique, c'est-à-dire celle où devrait se trouver l'orifice uretéral droit, je n'y trouve rien qui ressemble à un orifice d'uretère, et, comme la vessie est normale, cette recherche est facile. Je complète du reste cette recherche, en présentant une fine sonde uretérale, à bout olivaire, dans toutes les dépressions de la région uretérale droite, où pourrait se trouver cet orifice. C'est en vain. Il n'existe pas d'orifice uretéral droit, et, par suite, très probablement, pas de rein droit.

Le malade se trouve très bien, quitte le service au bout de quelques jours. Il n'a pas rendu de calcul.

On lui recommande de bien observer, chez lui, s'il en rend un. On a, du reste, fait faire une radiographie du rein gauche, radiographie qui a été négative. Mais cela ne signifie pas grand'chose, car le calcul est sans doute de petit volume. On sait que ce ne sont pas d'ordinaire de gros calculs qui provoquent l'anurie, au contraire. Il s'agit, sans doute ici, d'un petit calcul enclavé dans l'extrémité supérieure de l'uretère, et que la sonde a refoulé dans le bassinet, sans donner aucune sensation de frottement.

Le malade est revu un mois après. Il se trouve très bien, ne ressent rien et urine d'une façon normale. Il n'a toujours pas rendu le calcul. On fait faire une nouvelle radiographie qui est négative, comme la première.

Observations V et VI

(Dr Cuturi, *Praktitcheskii Vratch.*, 26 septembre 1910.)

Anurie calculeuse de l'uretère.

Dans deux cas le Dr Cuturi est parvenu, à l'aide du cathéthérisme des uretères, à déplacer des calculs qui étaient serrés par les parois de ces conduits, et qui avaient provoqué une anurie réflexe et de cette façon arracha les malades à une mort certaine.

Le premier cas a trait à une femme de quarante ans, qui présentait tous les signes d'intoxication urineuse, par suite d'anurie complète ayant duré trois jours.

En présence de l'impossibilité de pratiquer l'opération par suite de l'épuisement de la malade, l'auteur procéda au cathétérisme de l'uretère droit, qui présentait une légère douleur à la palpation.

Le cathéter rencontra à la hauteur de 8 centimètres un obstacle insurmontable ; le chirurgien injecta alors par le cathéter quelques grammes de glycérine et, à la suite de cette manœuvre, il put faire progresser le cathéter. Au bout de quelques heures, l'urine apparut, entraînant avec elle un calcul de la grosseur d'une olive.

Dans un second cas de rétention d'urine, qui durait depuis trente-six heures, après un accès type de colique néphrétique, le même chirurgien pratiqua le cathétérisme de l'uretère dans lequel il fit pénétrer l'instrument jusqu'à une hauteur de 38 centimètres. Et ici, au bout de quelques instants, apparut un flot d'urine qui entraîna trois petits calculs d'urate.

Observation VII

(Dr Kouznezki, de Pétrograde, *Annales des Maladies génitales et urinaires*, 1911, p. 801.)

Anurie calculeuse, cathétérisme uretéral à répétition uretéro-lithotomie

A. G..., veuve d'un artiste des théâtres impériaux, entre

à la Clinique du professeur Fédorov, le 22 décembre 1904, se plaignant de n'avoir pas pu uriner depuis trente-six heures. L'anurie fut précédée d'accès douloureux affectant la forme de coliques en ceinture du côté gauche.

Dans le courant de ces trois dernières années, elle éprouva périodiquement, pendant un ou deux mois, des douleurs de courte durée, mais très aiguës, dans la région mentionnée plus haut, avec irradiation dans l'aine gauche, mais il n'y a eu ni vomissements, ni élévation de température. De temps à autre, après les accès douloureux et quelques crises de rétention d'urine dans le courant de la journée, la miction reprenait son cours en entraînant de petits calculs. La malade n'a jamais vu de sang dans son urine.

Douze ans auparavant, elle avait éprouvé des douleurs du côté de la vessie. Elle n'a pas souvenir d'avoir eu d'autres maladies. Elle a toujours eu une très bonne santé. Elle a eu neuf accouchements et les suites de couches ont toujours été bonnes.

La première rétention d'urine eut lieu en avril 1902. La malade resta trois jours sans uriner.

On lui fit le cathétérisme de l'uretère gauche et, consécutivement, elle rendit un petit calcul.

La seconde fois, il n'y eut pas de miction pendant vingt-quatre heures et cette rétention eut lieu un mois après la première crise d'anurie.

La rétention actuelle, si prolongée, est, tout compte fait, la troisième. Il n'y eut jamais de crises d'urémie. En outre, malgré cette anurie complète, l'état général resta tout à fait satisfaisant ; elle n'eut que deux fois des vomissements. Dans les intervalles, entre les crises de coliques et l'anurie, la malade se sentait dans un état satisfaisant. L'urine était émise d'une façon normale. Après les rétentions, pendant une ou deux fois vingt-quatre heures, la quantité d'urine était notablement augmentée.

Après la première rétention, pendant vingt-quatre heures, la malade émit plus de quinze grands verres d'urine.

Etat actuel. — La malade a une obésité énorme. L'état général est tout à fait satisfaisant.

Pas de douleurs de tête ; la malade tousse un peu ; soif vive et sécheresse de la bouche. Ce matin, chez elle, elle a vomi deux fois après avois pris des gouttes de valériane. Le facies est un peu cyanosé. Le pouls est plein, tendu, 96 ; à la palpation, les artères ont les battements durs.

Le cœur est hypertrophié, à droite il va jusqu'à la ligne parasternale droite, à gauche à un travers de doigt en dehors du mamelon. Les bruits sont sourds, pas de bruits de souffle. Le foie et la rate ne peuvent être palpés, mais ils ne sont pas hypertrophiés. On ne constate rien d'anormal dans les poumons. On ne palpe pas les reins. Poids de la malade, 83 kg. 5. On pratique le cathétérisme de la vessie, mais on ne trouve pas d'urine; cependant la malade, lors de sa rétention, avait bu dix grands verres de différents liquides; dans le même moment, la malade avait quelquefois des selles abondantes.

Vers les 4 heures du soir, on pratiqua la cystoscopie. Avant l'examen, on s'assura que la vessie était vide. La muqueuse vésicale ne présente pas de modifications particulières.

L'orifice de l'uretère gauche est normal, on ne parvient pas à découvrir l'orifice de l'uretère droit. Dans l'uretère gauche on introduit sans difficulté un cathéter à travers lequel une urine claire s'écoule rapidement goutte à goutte. Vers 9 heures et demie du soir, l'urine qui s'écoula par le cathéter laissé à demeure dans l'uretère présenta du sang, et les gouttes d'urine devinrent plus rares.

On injecte à travers le cathéter dans l'uretère 5 grammes d'huile d'olive stérilisée, ensuite on enlève le cathéter. Pendant cinq heures trois quarts, on retira à travers le cathéter 1 litre d'urine un peu trouble et d'une réaction neutre du poids spécifique 1,005 et renfermant une petite quantité d'albumine. Après avoir enlevé le cathéter de l'uretère on retira de la vessie, à l'aide d'une sonde,

300 grammes d'urine ayant les mêmes caractères que celle retirée de l'uretère.

A la suite de ces manœuvres, la malade se mit à uriner spontanément tout à fait librement à peu près toutes les heures.

23 décembre. — Température normale. La malade se sent tout à fait bien. Elle urine spontanément toutes les heures. Pendant quatre heures du jour, on recueillit 1 litre d'urine, du poids spécifique 1,006 et ne contenant pas de sang.

24 décembre. — La malade se sent bien ; la température est normale, elle urine seule librement. Elle sort de la Clinique.

29 décembre. — Elle revient de nouveau à la Clinique, par suite d'une nouvelle crise d'anurie qui dura vingt-quatre heures. T. 39 degrés. P. 120 environ. Pas de toux ni de vomissements. L'exploration de la vessie fit constater qu'elle était vide. Le cystoscope ne parvient pas à faire découvrir, cette fois, l'orifice de l'uretère droit. On introduit le cathéter dans l'uretère gauche, mais il ne pénètre pas à plus de 10 centimètres et ne peut pas aller plus loin. On le laisse à demeure pendant six heures, on le retire le soir. On a recueilli 650 grammes d'urine limpide du poids spécifique 1,005 et renfermant des traces d'albumine.

30 décembre. — La malade n'a pas uriné dans la nuit. A 1 heure de l'après-midi, on sonde l'uretère gauche. La vessie est vide. Le cathéter ne pénètre encore pas à plus de 10 centimètres.

L'urine se mit à couler goutte à goutte, mais moins énergiquement qu'auparavant. Après avoir retiré l'eau boriquée de la vessie, l'urine cessa de couler par le cathéter de l'uretère ; on remplit de nouveau la vessie et l'écoulement de l'urine par le cathéter uretéral recommença.

On introduit dans l'uretère un second cathéter avec l'espoir d'aller au-dessus de l'obstacle ou de redresser l'uretère dans le cas où il aurait une courbure. Le cathéter pénétra facilement jusqu'à 10 centimètres, mais il s'arrêta. L'urine se mit à couler goutte à goutte par les deux cathéters, mais, au bout d'une heure à peu près, l'écoulement s'arrêta. A 4 heures de l'après-midi, on retira les cathéters. T. 39°5. P. 100. La malade n'a pas uriné. On cathétérise de nouveau l'uretère. L'orifice est hyperémié. Le cathéter s'arrête, comme avant, à 10 centimètres, mais en y mettant un peu d'insistance, il pénètre un peu plus haut. A ce moment, il sortit par le cathéter de l'urine sanguinolente et quelques gouttes de pus. Pour éviter l'obstacle on retira le mandrin du cathéter et ce dernier pénétra facilement jusqu'au bassinet. L'urine se mit à couler vivement goutte à goutte. On laissa le cathéter à demeure.

31 décembre. — Matin, T. 38 degrés. La malade se sent mieux. Jusqu'à 3 heures après-midi on a recueilli, à l'aide du cathéter, 2.250 grammes d'urine un peu trouble, très peu de pus. Soir, T. 38°7. On fait un lavage du bassinet avec une solution d'albargine au 1.000e. L'urine coule abondamment et la quantité émise pendant vingt-quatre heures s'élève à 1.700 grammes. Poids spécifique, 1,007.

1er janvier 1905. — T. 38 degrés. La malade se sent plus mal, douleurs en ceinture, hoquet de temps à autre, langue chargée. L'urine coule facilement par le cathéter, mais, de plus, la malade a uriné trois fois spontanément. Lavage du bassinet avec une solution d'azotate d'argent au 1.000e.

Pendant la journée, l'urine a cessé de couler par le cathéter. A 9 heures du soir, la température est de 39°3. P. 110. Etat général mauvais. L'urine ne s'écoulant plus par le cathéter, on enlève celui-ci. La vessie est vide. On ne peut réintroduire le cathéter.

2 janvier. — Elle n'a pas uriné depuis la veille au soir. On réintroduit le cathéter, pendant trois heures il s'est écoulé 600 grammes d'urine et ensuite elle s'est arrêtée. Le soir, une nouvelle tentative pour introduire le cathéter n'a pas réussi, on ne peut le faire pénétrer que de 10 centimètres. L'état général de la malade est plus mauvais; elle se plaint de

faiblesse, hoquet, langue chargée, pouls 100, tendu. On laisse à demeure le cathéter dans l'uretère.

3 janvier. — On fait de nouvelles tentatives pour faire franchir l'obstacle uretéral au cathéter, mais on n'y parvient pas. L'urine ne s'écoule pas. La malade est faible, la langue chargée, hoquet. T. 39°2.

Le professeur Fédorov pratique l'opération sous la narcose à l'éther. Après avoir incisé la peau, les couches musculaires, le péritoine et le tissu cellulaire sous-péritonéal et ayant refoulé en dedans la cavité péritonéale, on mis à nu l'uretère sur presque toute son étendue. Le calcul, d'une longueur de 1 centimètre et demi et de plus de 5 millimètres de large, était situé dans l'uretère à son point de croisement avec l'artère hypogastrique. Au-dessus de ce point, l'uretère était dilaté et atteignait le volume du petit doigt. On ouvrit l'uretère sur le calcul et on enleva celui-ci ; ensuite on retira de l'urine purulente. Le calcul adhérait à l'uretère et avait repoussé sa paroi de façon à former une sorte de diverticule. A travers la plaie opératoire faite à l'uretère, on introduisit une sonde molle que l'on dirigea d'abord en bas, ensuite en haut, jusqu'au rein, sans rencontrer d'obstacle.

On explora ensuite l'uretère avec une sonde en métal, puis par la palpation. N'ayant pas rencontré d'autres calculs, on introduisit à travers l'uretère et la vessie un cathéter, de dedans en dehors, et sur lui on appliqua des points de suture au catgut transversalement à l'incision longitudinale de l'uretère. On mit ensuite deux drains, un au niveau de la suture uretérale, l'autre au niveau du rein.

Les suites opératoires furent au début absolument satisfaisantes. L'urine s'écoulait par le cathéter et atteignait de 1.000 à 2.500 grammes par vingt-quatre heures. Le dixième jour, on enleva le cathéter qui était resté dans l'uretère depuis le jour de l'opération, et la malade se mit à uriner toute seule. A partir du troisième jour après l'opération, on fit des lavages de l'uretère et du bassinet avec une solution de nitrate d'argent au 1.000e.

30 août. — La malade quitta la Clinique avec la plaie opératoire entièrement cicatrisée et avec la plaie du décubitus couverte de granulations de bonne nature et de la largeur de la paume de la main. L'urine est normale et la quantité émise par vingt-quatre heures atteint environ 1.500 grammes.

Octobre 1906. — La malade revint de nouveau à la Clinique pour qu'on lui pratiquât une opération plastique, destinée à fermer la plaie du décubitus du condyle gauche, laquelle, malgré les grattages et les différents pansements, n'était pas encore fermée au bout d'un an et plus. Mais, pendant toute cette période, il n'y eut aucun incident du côté des voies urinaires.

23 octobre. — Le Dr Kouznetski excisa le tissu granuleux et cicatriciel; il pratiqua deux incisions, grâce auxquelles il obtint deux lambeaux mobiles, qu'il sutura avec des fils de soie. Cicatrisation par première intention.

11 novembre 1907. — La malade revint encore une fois à la Clinique se plaignant de n'avoir pas émis d'urine depuis vingt-six heures. Une sonde introduite dans la vessie indiqua l'absence complète d'urine dans cette cavité. Immédiatement, le Dr Kouznetski pratiqua le cathétérisme de l'uretère. Le cathéter ne pénétra pas de plus de 4 centimètres, et, malgré toutes les tentatives, on ne put le faire aller plus haut. L'urine non plus ne s'écoulait pas par le cathéter; on injecta alors un peu d'eau distillée pour dilater l'uretère et pour tâcher, en même temps, de faire pénétrer le cathéter plus haut. Grâce à cette manœuvre, on put faire franchir l'obstacle au cathéter et l'introduire sur une hauteur de 15 centimètres. L'urine commença à s'écouler en jet par le cathéter et on en retira 100 grammes. On laissa le cathéter à demeure et, dans l'espace de vingt-quatre heures, on retira 1.350 grammes d'urine, d'une densité 1,010, d'une réaction faiblement acide, mais ne renfermant ni sucre, ni albumine.

12 novembre. — Le matin, à l'aide du cathéter uretéral,

on injecte de l'huile d'olive stérilisée chaude; on retire ensuite le cathéter. Dans le courant de la journée, la malade n'émit pas d'urine, et, pour cette raison, le Dr Kouznetzki remit le soir le cathéter à demeure pour la nuit. Pendant la nuit, il s'écoula par le cathéter uretéral 880 grammes d'urine mélangée à l'huile.

Le matin, l'écoulement de l'urine par le cathéter s'arrêta et, le 13 novembre, on fit une tentative pour retirer le calcul par un procédé chirurgical. Sous l'anesthésie par la rachicocaïnisation avec 6 centigrammes de tropocaïne, on dilate l'urètre avec des bougies et avec le doigt, et on introduisit dans la vessie l'endoscope du professeur Otta. L'opération fut pratiquée par le Dr Kouznetzki, qui tenta d'introduire dans l'uretère l'instrument destiné à retirer les corps étrangers de l'œsophage, mais on ne put réussir à saisir le calcul avec cet instrument, bien que la pierre, ainsi que le fit constater le cathétérisme de l'uretère, ne fût pas à plus de 2 centimètres de l'orifice vésical de l'uretère. Les tentatives faites pour retirer le calcul à l'aide d'une sonde en métal furent également vaines. On introduisit alors de nouveau un cathéter n° 8 dans l'uretère au delà de l'obstacle et on le laissa à demeure. Température du soir, 39 degrés. Douleurs de tête, état général mauvais. L'urine cessa de s'écouler par le cathéter, aussi on enleva ce dernier. Beaucoup d'urine dans la vessie, on la vide avec une sonde molle et on laisse celle ci à demeure.

14 novembre. — T. m., 38°6; s., 39°8. On fait un lavage de la vessie avec de l'eau boriquée à 3 pour 100. On retire beaucoup d'urine mélangée de sang.

15 novembre. — Aucune douleur, mais la malade se sent mal à son aise; elle a uriné seule, l'urine est abondante et est mélangée de sang. T., 38°7.

16 novembre. — Lavage de la vessie; la quantité d'urine émise est assez grande; elle est limpide et ne contient pas de sang. T. m., 38 degrés; s., 39.

17 novembre. — La température s'est élevée à 38 degrés.

La malade est encore mal à l'aise; la quantité d'urine émise est raisonnable, limpide. Lavage de la vessie.

8 novembre. — La température est redevenue normale. La malade se sent bien; elle urine librement, sans douleur, dix fois dans les vingt-quatre heures. L'urine est propre, limpide, sans mélange de corps étrangers. Quantité pour les vingt-quatre heures : 900 grammes.

19 novembre. — Il est sorti, avec l'urine, un petit calcul de la grosseur d'un pois. Beaucoup d'urine. Sous le microscope, on ne voit rien d'anormal. La malade, selon son désir, sort de la Clinique pour faire un traitement ambulatoire. Lavage de la vessie. Quelques jours après, elle rendit encore un petit calcul.

A la fin d'avril 1909, je revis Mme A... G.... Elle se trouve extrêmement bien. N'a plus eu un seul accès d'anurie.

Même état au mois de janvier 1910.

Analyse du calcul retiré de l'uretère par l'opération le 3 janvier 1905 : extérieurement, la pierre a une coloration grisâtre; à la coupe, elle est d'un blanc jaune, les couches de la partie moyenne ont une coloration plus marquée. Poids, 71 grammes. Elle est formée de phosphate acide de chaux et de magnésie; elle renferme une assez grande quantité de phosphate acide de fer, de l'urate de soude et de la cystine.

Quant aux deux calculs expulsés spontanément en 1907, leur poids est de 32 centigrammes et ils sontc onstitués par du phosphate acide et du carbonate de chaux et de magnésie, de l'urate acide de chaux et du phosphate acide de fer.

Réflexions. — Ainsi qu'on peut le voir par l'histoire de la malade, l'anurie a été la conséquence de l'oblitération, par un calcul, de l'uretère d'un unique rein congénital. Les coliques néphrétiques étaient toujours localisées du côté gauche. Des examens cystoscopiques répétés permirent de constater un seul orifice uretéral à gauche et pas une seule fois à droite. Le cathétérisme de l'uretère, au moment de la crise d'anurie, et sa section, au moment de l'opération, firent constater dans les voies urinaires supérieures situées au-dessus de l'obstacle, la présence d'une quantité notable, quelquefois même considérable, d'urine. Chaque fois que disparaissait l'imperméabilité de l'uretère, immédiatement le cours de l'urine était rétabli et l'anurie disparaissait. En sorte que les données cliniques indiquent d'une façon indubitable que la malade n'avait qu'un seul rein et du côté gauche. La malade a été atteinte cinq fois de crises d'anurie pendant le courant de cinq années. La première crise a duré trois fois vingt-quatre heures, la seconde vingt-quatre heures et la troisième trente-six heures, la quatrième vingt-quatre heures et la cinquième vingt-six heures. La première, la troisième et la cinquième crise d'anurie cessèrent à la suite du cathétérisme de l'uretère ; la seconde cessa spontanément ; la quatrième, après un succès temporaire obtenu par le cathétérisme de l'uretère, cessa à la suite de l'urétérolithotomie.

Observation VIII

(Dr Kouznetzki, de Pétrograde.)

Anurie calculeuse après une néphrectomie du côté droit.

E. Fed..., trente-cinq ans, entre à la Clinique le 28 octobre 1908, se plaignant de douleurs à la partie inférieure de l'abdomen. Ces douleurs sont constantes, mais elles augmentent d'intensité pendant la miction et la défécation ; en outre, il semble à la malade que quelque chose presse ou sort dans le vagin. De plus, la malade se plaint d'une grosseur dans l'hypochondre droit.

On ne découvre chez la malade aucune trace de syphilis, de tuberculose, etc. Sa mère est morte de fièvre puerpérale ; son père est mort à cinquante-six ans asthmatique. La malade eut à l'âge de dix-huit ans la fièvre typhoïde. Elle a été réglée à quatorze ans ; les règles venaient toutes les trois ou quatre semaines et duraient de trois à cinq jours sans de grandes douleurs. Elle se maria à vingt-quatre ans et eut sept grossesses ; la première se termina normalement ; à la deuxième, elle accoucha d'un enfant mort ; les troisième, quatrième, cinquième et sixième furent normales et à terme ; la septième se termina le sixième mois par une fausse couche en août 1907. Elle n'a jamais eu de maladies à la suite de couches.

En décembre 1907 apparurent tout à coup des douleurs dans l'hypochondre droit et des mictions fréquentes et douloureuses ; la malade n'a pas constaté du sang dans les urines. Son attention, d'ailleurs, n'a pas été attirée sur l'urine et elle ne peut pas dire si celle-ci était trouble ou si elle est toujours restée sans modification. Les douleurs du côté droit tantôt disparaissaient, tantôt se montraient de nouveau. Au mois de mai 1908 apparurent des douleurs à la partie inférieure de l'abdomen et des spasmes dans la miction et l'urine devint trouble. Deux mois auparavant, elle avait été traitée par un gynécologiste qui lui fit prendre de l'urotropine, fit faire des injections vaginales suivies de tampons ; à la suite de ce traitement, l'urine devint plus claire, mais les douleurs restèrent comme auparavant.

Etat actuel. — La malade est de taille moyenne, maigre, anémique. Le cœur, les poumons sont normaux. Selles régulières. En examinant l'abdomen, on constate que sa moitié droite et dans la partie supérieure est beaucoup plus bombée. Par la percussion, elle rend un son tympanique, mais plus sourd que celle du côté gauche. Un peu plus bas, dans la moitié droite de l'abdomen, la percussion donne un son obscur, et cette submatité se continue jusque dans la région lombaire.

En faisant changer la position de la malade, le caractère du son ne subit pas de changement en palpant le côté droit ; on constate la présence d'une tumeur correspondant à la matité et dont le bord inférieur atteint presque le niveau de l'épine iliaque antérieure et supérieure ; en haut, la tumeur est à deux travers de doigt au-dessous de l'arc costal ; comme largeur, elle s'étend à gauche, presque jusqu'à la ligne médiane, à droite à la partie moyenne de la ligne axillaire. Cette tumeur est presque indolore, peu mobile, d'une consistance inégale, élastique et unie ; on peut sentir de la fluctuation ; il y a donc une affection le long du trajet de l'uretère droit. Le rein gauche est nettement accessible à la palpation sur la moitié de sa surface et il n'est pas douloureux. L'examen gynécologique montra que l'utérus est augmenté de volume, que le col est friable et l'utérus en antéflexion. La malade n'a pas vu ses règles depuis le 24 août, c'est-à-dire depuis deux mois environ.

A travers la paroi antérieure, on sent comme un corps rond, presque aussi gros qu'une noix et qui se trouve dans la vessie. La malade urine cinq à six fois dans les vingt-quatre heures, et, sur ce nombre, trois fois la nuit ; la miction est douloureuse ; avant d'uriner, il se produit quelquefois un spasme, si bien que la malade est obligée d'attendre jusqu'à ce que l'urine vienne. L'urine est trouble, avec dépôt, poids spécifique 1,014, réaction alcaline, renferme un peu d'albumine, mais pas de sucre.

L'examen microscopique fait constater la présence d'un grand nombre de leucocytes, de l'épithélium vésical, beaucoup de phosphate triple et des cristaux d'acide urique. T., 36°8, 36°9.

3 novembre. — La malade a eu une hémorragie utérine, et, au milieu de caillots, on trouva un fœtus de la grosseur d'un œuf de pigeon. T., 36°8.

7 novembre. — Le Dr Kouznetzki pratique la cystoscopie.

Sur le fond de la vessie, on voit nettement une pierre phosphatique, à peu près de la grosseur d'une noix. On voit également les orifices des uretères exactement à leur place anatomique. L'orifice de l'uretère gauche est absolument normal, se contracte bien et laisse écouler périodiquement un courant d'urine; l'orifice de l'uretère droit se contracte mollement et laisse écouler périodiquement un faible courant d'urine assez limpide. On pratique le cathétérisme des deux uretères. Un cathéter n° 6 est introduit dans l'uretère gauche et pénètre à 15 centimètres ; le cathéter pénètre librement. On ne parvient pas à introduire le cathéter dans l'uretère droit à plus de 5 centimètres, malgré toute tentative de le faire pénétrer plus loin. On laisse dans la vessie une sonde à demeure.

Urine du rein droit, recueillie à travers le cathéter, à demeure dans la vessie.	*Urine du rein gauche, recueillie à travers le cathéter uretéral.*
Quantité : 162 grammes.	Quantité : 52 grammes.
Laps de temps : 1 heure.	Laps de temps : 1 heure.
Couleur : presque incolore, trouble faiblement.	Couleur : même couleur.
Réaction : faiblement acide.	Réaction : faiblement acide.
Poids spécifique : 1,008.	Poids spécifique : 1,007.
Albumine : 0,5 pour 100.	Albumine : traces.
Sucre : 0,53 pour 100.	Sucre : 0,43 pour 100.

Quantité de floridzine injectée : 0,01.

Examen au microscope.

Pus : petite quantité.	Pus : rien.
Sang : rien.	Sang : globules rouges.
Epithélium : plat, en petite quantité.	Epithélium : cellules et épithélium plat.
Cylindre : aucun.	Cylindre : aucun.
Sels : phosphates en petite quantité.	Sels : aucuns.

8 novembre. — Radioscopie. Les images des reins ne

donnent aucun renseignement sur la présence de calculs dans les reins. L'image de la vessie et des régions inférieures de l'uretère fait découvrir la présence d'une pierre dans cette partie même de l'uretère droit et dans la vessie.

10 novembre. — Sous l'anesthésie locale avec une solution de cocaïne à 5 pour 100, le professeur Fedorow pratique la lithotricie. La pierre mesure 4 à 5 centimètres de diamètre. On ne peut parvenir à la broyer complètement, d'autant plus que l'instrument ne parvenait pas à la chasser, la vis ne mordait pas. A la fin, on parvint à broyer le calcul en gros fragments; à une seconde litholapaxie, on retira des fragments plus petits et du sable.

Dans le courant de la journée, outre le sable, il sortit deux fragments de la grosseur d'un gros pois. L'urine était légèrement teintée de sang. Température normale à 37°2, quantité d'urine émise dans les vingt-quatre heures : 1.440 grammes.

16 novembre. — A l'aide du cystoscope on découvrit quatre gros fragments de pierre. Nouvelle lithotritie.

24 novembre. — Examen cystoscopique. On ne découvre dans la vessie ni calcul ni sable.

29 novembre. — Sous anesthésie chloroformique on pratique la néphrectomie et on enlève complètement l'uretère du côté droit. Le rein enlevé était constitué par deux moitiés distinctes. La moitié supérieure avait l'aspect tout à fait normal, elle avait son bassinet et son uretère. La moitié inférieure présentait un volume presque égal aux deux poings d'un homme adulte; c'était une poche pyonéphrétique de laquelle se dirigeait par en bas un autre uretère d'une grosseur double de celle de l'uretère supérieur. En enlevant le rein, l'uretère qui partait de la poche pyonéphrétique se rompit et une partie du pus contenu dans la poche s'écoula sur la plaie. Les deux uretères furent liés et sectionnés au ras de leurs insertions dans la vessie. Ceci fait, on s'aperçut que la partie inférieure de l'uretère qui appartenait à la portion inférieure du rein atteint de pyonéphrose

était remplie par un calcul de 7 centimètres de long sur 1 centimètre de diamètre.

8 décembre. — Température normale. La quantité d'urine émise dans les vingt-quatre heures oscillait entre 1.200 et 1 900 grammes. La plaie opératoire se cicatrice rapidement; le 27 décembre, la malade se lève et se promène.

Dans la nuit du 28 décembre, la malade n'a pu dormir par suite de violentes douleurs sous forme de coliques dans la région du rein gauche. Depuis 7 heures du matin la malade n'a pas uriné, bien qu'elle ait eu plusieurs fois des envies. Les douleurs dans la région du rein gauche se dirigent par en haut, si bien que la malade ne peut faire de profondes inspirations, par en bas, le long du trajet de l'uretère et dans la cuisse gauche. A 11 heures du matin, vomissements, violentes douleurs de tête, pas d'urine. A midi, on introduit une sonde dans la vessie, mais il ne sort pas une goutte d'urine. On fait un lavage de la vessie et on introduit un catéther n° 6 dans le bassinet du rein gauche. En introduisant le cathéter, on découvre un obstacle à environ 18 centimètres de hauteur que l'on ne peut surmonter qu'avec une certaine difficulté. Immédiatement après l'introduction du catéther dans le bassinet, l'urine se mit à s'écouler par un jet et en une seule fois, il en sortit 40 grammes; ensuite l'urine se mit à couler goutte à goutte sans interruption. Pendant l'espace de temps écoulé depuis midi jusqu'à 7 heures du soir, il s'écoula par le cathéter 980 grammes d'urine claire et limpide. T., 36°3. A 7 heures et demie, on enlève le cathéter de l'uretère. Pendant la nuit il s'écoula encore 740 grammes d'urine.

29 décembre. — La malade a mal dormi cette nuit, par suite de douleurs dans la région du rein gauche. A 6 heures du matin, apparurent de nouveau de violentes coliques et des douleurs dans la région du rein gauche se dirigeant en haut et en bas le long du trajet de l'uretère et dans la jambe.

On palpe très nettement le rein qui est augmenté de

volume et douloureux, surtout en arrière, du côté du sacrum. Pas d'urine depuis 6 heures du matin, bien que la malade ait fait plusieurs tentatives pour uriner. On fait de nouveau le cathétérisme de l'uretère avec un cathéter francais n° 7 à bout coupé. Il s'écoule encore une fois 100 grammes d'urine. L'obstacle qui s'oppose à l'introduction du cathéter est fixé à 16 centimètres de l'embouchure de l'uretère dans la vessie. On parvient à surmonter cet obstacle avec quelque difficulté et on introduit le cathéter dans le bassinet où on le laisse à demeure. Vers 7 heures et demie du soir, il s'est écoulé 600 grammes d'urine claire, limpide et sans trace de sang. A l'aide du cathéter on injecte dans le bassinet et dans toute la longueur de l'uretère 35 grammes d'huile d'olive chaude stérilisée et on enlève le cathéter. T., 37°4 et 40°3.

30 décembre. — La nuit a été mauvaise. Les douleurs dans la région du rein gauche sont moins vives ; au matin, vomissements, hoquet, douleur de tête, aucun appétit. La malade a uriné quelquefois, mais elle n'a pas émis plus de 100 grammes d'urine mélangée à l'huile. Ce matin, les douleurs sont encore plus fortes ; depuis 8 heures du matin, il n'y a pas encore eu d'urine, bien que la malade ait fait plusieurs tentatives pour uriner. A une heure après-midi, on cathétérise de nouveau l'uretère. Pas une goutte d'urine dans la vessie. En introduisant le cathéter dans l'uretère, on vient heurter contre l'obstacle, situé à 8 centimètres au-dessus de l'embouchure vésicale de l'uretère ; cependant, après quelques efforts, on parvient à le faire pénétrer, un peu plus haut. A l'aide du cystoscope, on parvient à reconnaître que, à l'insu du cathéter uretéral, il s'est immédiatement mis à couler un petit flot de sérosité trouble dans la vessie. On enlève alors le cathéter et le cystoscope de la vessie. On introduit un cathéter ordinaire dans la cavité vésicale, dans laquelle on trouve un liquide louche formé par l'urine et l'huile. On lave la vessie avec soin. De nouveau on introduit un cathéter dans l'uretère gauche. A la

hauteur de 8 centimètres, le cathéter rencontre l'obstacle qu'on parvient à franchir après quelques efforts et on conduit le cathéter dans le bassinet. Prenant considération qu'à travers le cathéter il s'est écoulé de l'huile et ensuite une urine pleine de sérosité, on fait dans la vessie un lavage d'eau boriquée à 3 pour 100. Le cathéter n° 7 est laissé à demeure dans l'uretère. T., 39°6 et 39°4.

31 décembre. — Vers 3 heures du matin, la malade remarqua que l'urine avait cessé de couler par le cathéter. Pendant tout le temps que le cathéter était dans l'uretère, la malade urina spontanément trois fois, et chaque fois elle émit passablement d'urine. A 3 h. 1/2 du matin, la malade retira elle-même le cathéter de l'uretère, et jusqu'à midi la malade urina encore une fois. Pendant ces vingt-quatre heures, elle émit 1.540 grammes d'urine. L'urine contient un mélange d'huile d'olive et de mucus sous forme de filaments vermiformes. Les douleurs dans la région du rein gauche ont disparu, mais à la palpation le rein est douloureux. On fait un lavage de la vessie avec de l'eau boriquée à 3 pour 100. A l'intérieur, on donne de l'urotropine, 0 gr. 50 trois fois par jour; régime lacté. T., 37°7-38°4.

1er janvier 1909. — Depuis midi jusqu'à 7 heures du soir, dans le courant de la journée de la veille, la malade urina cinq fois. Pas de douleurs.

A 7 heures du soir apparurent des douleurs dans la région du rein gauche, qui augmentèrent particulièrement d'intensité jusqu'à 10 heures. A partir de minuit, elles s'atténuèrent. De 7 heures du soir à minuit, la malade urina trois fois peu à peu. A partir de minuit, l'urine cessa de nouveau à couler, bien que plusieurs fois la malade essayât d'uriner. Dans les vingt-quatre heures, il y eut 600 grammes d'urine. En présence de l'anurie et par suite des nausées et de l'élévation de la température, le Dr Kouznetzki cathétérisa l'uretère gauche.

Après avoir introduit la sonde pour faire un lavage de la vessie, on retira de cette dernière 100 grammes d'urine d'une densité de 1,010, contenant de l'albumine et d'une réaction faiblement alcaline; l'examen microscopique fit découvrir une masse de leucocytes et de l'épithélium vésical. En introduisant le cathéter n° 7 dans l'uretère, on rencontre un obstacle à 6 centimètres de hauteur. On parvient néanmoins à le surmonter et à introduire à une hauteur de 25 centimètres le cathéter dans le bassinet. L'urine se mit à s'écouler par le cathéter d'une façon incessante, goutte à goutte. Du bassinet, on retira environ 50 grammes d'urine. Ensuite, l'écoulement de l'urine du bassinet reprit la forme habituelle, c'est-à-dire quelques gouttes par intervalle.

On fit un lavage du bassinet avec une solution de cyanure de mercure au 3/1.000e; le bassinet n'admettait pas plus de 10 grammes de liquide. Dans l'urine recueillie du bassinet, on voyait un mélange d'huile et de bouchons muqueux; l'urine est un peu trouble, du poids spécifique 1.009 grammes, peu d'albumine, pas de sang. T. 38°7. On laisse le cathéter à demeure dans l'uretère.

2 janvier. — La nuit n'a pas été mauvaise. A 8 heures du matin, on enlève le cathéter, d'autant plus que la malade avait uriné spontanément. A l'aide du cathéter, on avait recueilli 700 grammes d'urine. La malade en urina spontanément, sans sonde, 560 grammes. Par conséquent, l'urine émise pendant les vingt-quatre heures s'éleva à 1.260 grammes.

3 janvier. — La malade a uriné seulement 1.240 grammes. L'urine est trouble. Appétit bon, aspect général et urine meilleurs.

4 janvier. — 1.200 grammes d'urine. Lavage de la vessie.

6 janvier. — Radiographie. Sur l'image formée par l'uretère on distingue deux ombres de calculs. L'une d'elle correspond à la région de la portion supérieure de l'uretère, l'autre à la partie inférieure pelvienne de l'uretère.

La période postopératoire ultérieure se passa sans complication, tout le temps la température fut normale. Les douleurs dans la région rénale gauche ne se sont plus reproduites. La malade a tout le temps uriné spontanément. Chaque jour on fait un lavage de la vessie à l'eau boriquée et à l'albargine. La quantité d'urine émise dans les vingt-quatre heures oscille entre 1.000 et 2.300 grammes. Comme traitement interne la malade prend de l'urotropine. On n'a pas observé à la Clinique l'expulsion de calculs.

17 janvier. — La malade quitte la Clinique en bon état. On ne fit pas de radioscopie avant sa sortie de la Clinique. Ou lui donne le conseil d'y revenir immédiatement aux premières manifestations d'anurie.

Au mois d'avril, la malade est venue se faire examiner, et elle raconte que le 25 mars elle a été prise de nouveau d'anurie, laquelle a duré vingt-quatre heures. Elle éprouvait de violentes douleurs dans la région rénale gauche, avec irradiation dans la jambe et dans le flanc gauche. La température s'éleva, elle eut des douleurs de tête et des nausées.

Le 26 mars, elle émet beaucoup d'urine et en même temps elle rendit un calcul phosphatique d'une forme oblongue irrégulière, d'une longueur de 7 centimètres et de 3 centimètres de large.

A l'heure actuelle, E. E... se sent aussi bien que possible ; l'urine est normale, pas de douleurs.

Réflexions sur l'observation. — Dans ce cas, l'anurie a été provoquée par l'oblitération par un calcul du rein gauche, devenu unique par suite de la néphrectomie précédente du rein droit.

Avant l'opération, le rein gauche était reconnu comme intact, d'autant mieux que, de ce côté-là, il n'y avait jamais eu de coliques ; la palpation ne provoquait aucune douleur, la radioscopie ne fit découvrir aucun calcul, et, enfin, l'urine qu'on en recueillait était absolument normale. Le mélange insignifiant de sang dans l'urine ne pouvait donner aucune indication de diagnostic, d'autant mieux que l'on sait que, après le cathétérisme des uretères, cela se rencontre assez fréquemment. Quoi qu'il en soit, la présence d'un calcul dans ce rein provoqua tout d'abord immédiatement l'anurie. La radioscopie consécutive nous montra que nous avions évidemment affaire à une anurie calculeuse, d'autant plus qu'on avait obtenu des ombres fournies dans l'uretère par les calculs, dont l'un d'eux, à la suite d'une crise d'anurie, fut expulsé avec l'urine ; sur le sort de l'autre, nous n'avons aucune donnée. La première crise d'anurie est survenue un mois après l'opération, alors que la malade avait déjà commencé d'aller et venir, et, par conséquent, lorsque le seul rein qui restait commença à fonctionner sérieusement, il se produisit la descente du calcul dans l'uretère. L'anurie fut combattue par le *cathétérisme de l'uretère* que l'on pratiqua quatre fois, par suite de la récidive des crises. La première fois, on parvint à découvrir le calcul à une hauteur de 18 centimètres ; la seconde fois à 16 centimètres ; la troisième fois à 8 centimètres, et la quatrième fois à 6 centimètres. En sorte que, grâce au mouvement produit par le cathétérisme, la pierre progressa petit à petit par en bas, s'arrêtant dans quelques points et provoquant l'anurie.

Presque trois mois après, la malade eut une seconde crise d'anurie qui dura vingt-quatre heures et qui se termina par l'expulsion spontanée, avec l'urine, d'un petit calcul et, depuis, les crises cessèrent complètement.

Observation IX

(Dr Kouznetzki).

Néphrolithiase double. Anurie terminée par la mort.

D. S..., trente-sept ans, originaire du Caucase, entra le 13 janvier 1907 à la Clinique du professeur Fédorov, se plaignant de n'avoir pas uriné depuis quarante-huit heures, de douleurs de tête, de nausées, de vomissements et de douleurs dans le côté droit de l'abdomen.

26 décembre 1906.— Le malade avait quitté la Clinique où il avait été soigné pour des fistules consécutives à une blessure causée par un coup de feu.

A l'heure actuelle, il ne reste plus qu'une fistule au niveau de l'épine iliaque antérieure et supérieure.

A l'époque de son séjour à la Clinique, on avait observé chez lui des coliques néphrétiques du côté gauche, tandis que dans l'urine il y avait un résidu de sels de phosphate acides. Sous l'influence de l'urotropine, du lavage de la vessie, les crises de coliques cessèrent et l'urine devint tout à fait limpide. Après sa sortie de la Clinique, il rendit en urinant quatre petits calculs. Le malade les emporta avec lui pour les montrer à la Clinique.

On pratiqua un examen cystoscopique, mais on ne trouva rien de pathologique dans la vessie.

Etat actuel. — Le malade est pâle, il marche avec peine, par suite de sa faiblesse et des douleurs dans la région rénale droite. La palpation de l'abdomen du côté droit provoque une violente douleur, mais la palpation ne donne rien comme diagnostic, par suite du météorisme des intestins.

On sonde la vessie, mais on ne retire pas une seule goutte d'urine. On fait un lavage de la vessie dans le but de provoquer un mouvement péristaltique des uretères, mais ce fut sans résultat, il ne vint point d'urine. Alors on procéda au cathétérisme des uretères. Dans l'uretère droit, le cathéter pénétra sans difficulté ; en l'introduisant dans l'uretère gauche, il se recourba et ne put pénétrer plus loin. On fit alors par le cathéter une injection d'eau en petite quantité, à la suite le laquelle le cathéter pénétra assez facilement plus haut et même jusqu'au bassinet. On laissa les cathéters à demeure.

De l'uretère droit, on recueillit 15 grammes d'urine ; de l'uretère gauche, rien.

Pendant la nuit, le malade eut des douleurs violentes ; pendant la journée, des nausées. On pratiqua une injection sous-cutanée de 500 grammes de sérum artificiel, deux fois par jour des bains d'air, des lavages de la vessie, des lavements nutritifs, attendu que chaque tentative de manger ou de boire provoquait des vomissements. Malgré tout ce traitement, l'urine ne s'écoulait pas ; les vomissements et les douleurs de tête se prolongeaient, l'état général et le pouls devenaient plus mauvais.

15 au 18 janvier. — Pas d'urine. Le malade vomit quatre à cinq fois par jour. Cryoscopie du sang, δ — 0,61.

Le professeur Fedorov procéde alors sous la narcose avec l'éther à la pyélotomie du côté gauche. Le rein parut augmenté de volume et mamelonné, par suite des manifestations hydronéphrotiques ; le bassinet était un peu distendu, le rein d'une coloration rouge foncé.

On ne trouva pas de calculs dans le bassinet, mais on retira environ 40 grammes d'urine trouble ; on introduisit un cathéter dans l'uretère qui vint buter contre un calcul. Après quelques tentatives, on parvint à l'extraire à l'aide d'une petite curette. On fit une seconde introduction du cathéter dans l'uretère, mais il vint buter contre un nouvel obstacle situé vers la terminaison vésicale de l'uretère ; mais cet obstacle on parvient à le surmonter. Le bassinet fut suturé, mais pas complètement ; on laissa une petite ouverture. Dans la plaie et sur le bassinet, on appliqua des tampons et la plaie opératoire fut suturée.

19 janvier au 30 janvier. — Le malade rendait par l'urètre à peu près 1.000 grammes d'urine.

31 janvier. — Il succombe à de l'urémie.

Autopsie. —Longueur de l'uretère gauche, 23 centimètres; le calcul était enchatonné dans l'uretère à une distance de 5 centimètres de sa terminaison dans la vessie ; à l'endroit de l'obstruction, les parois de l'uretère étaient infiltrées.

La longueur de l'uretère droit était de 26 centimètres ; le calcul oblitérait l'uretère à sa sortie du bassinet.

Sur les reins, on constate les lésions suivantes.

Rein droit. Le tissu cellulaire périrénal est enduré ; on le déchire avec beaucoup de difficulté ; il présente une coloration blanchâtre. La capsule fibreuse est enlevée par place avec difficulté ; entre elle et le rein, sur la superficie de ce dernier, on découvre un grand nombre de cavités purulentes renfermant un pus concret qu'on enlève difficilement par le raclage. D'une façon générale, ce rein est augmenté de volume ; la couche corticale est plus épaisse, confuse et d'une coloration blanc grisâtre ; les pyramides veineuses sont hyperémiées, nettement séparées de la couche corticale. Le bassinet, d'un volume double, est plein d'une sérosité purulente, blanchâtre et légèrement fluctuante ; la muqueuse est épaissie, pâle, et par place présente une teinte ardoisée.

Le *rein gauche* est du volume normal. On détache avec difficulté la capsule de sa face antérieure ; la courbe corticale, d'une épaisseur un peu moindre que la normale, a une coloration blanc grisâtre ; les pyramides veineuses sont hyperémiées ; le bassinet légèrement dilaté, sa muqueuse épaissie, d'une couleur blanchâtre recouverte d'une petite quantité de sérosité mucopurulente.

Réflexions. — Ainsi qu'on a pu le voir d'après l'histoire du malade et d'après le cathétérisme des uretères, le cathéter pénétrait dans l'uretère droit sans rencontrer d'obstacle, et on put, par son intermédiaire, recueillir 15 grammes d'urine ; en faisant pénétrer le cathéter dans l'uretère gauche, l'instrument venait immédiatement buter contre l'obstacle que l'on put surmonter en pratiquant une injection d'eau par le cathéter, et celui-ci pénétrait assez librement jusqu'au bassinet même ; mais on ne retira pas d'urine du rein gauche. En outre, la dernière crise de coliques néphrétiques ressentie par le malade était, selon lui, localisée à gauche.

En se basant sur ces données, on supposa que l'obstacle de l'uretère gauche avait provoqué une anurie réflexe ; et c'est pour cette raison que la pyélotomie fut pratiquée du côté gauche. Mais, comme on l'a constaté à l'autopsie, le parenchyme des deux reins était profondément altéré, d'où l'insuccès du cathétérisme des uretères et de la pyélotomie.

Observation X

(V. Frisch.)

Anurie dans un cas de rein en fer à cheval, guérie par le cathétérisme uretéral (Zeitschrift für Urologie, 1912, H. 1, p. 133).

Il s'agit d'une femme de quarante-deux ans, ayant des antécédents de lithiase, qui fut prise d'anurie complète.

Le cathétérisme des uretères fut pratiqué le quatrième jour de l'anurie à droite, la sonde remonte sans obstacle jusqu'au bassinet et l'écoulement d'urine s'établit; à gauche, la sonde butait à 12 centimètres et il ne s'écoulait pas d'urine; la sonde droite fut laissée en place douze heures, puis retirée. Aussitôt l'anurie reparut, et l'on dut refaire le cathétérisme, qui donna le même résultat que la première fois, à droite, comme à gauche. Le diagnostic de calcul de l'uretère gauche avec anurie réflexe du rein droit fut posé.

L'intervention montra qu'il s'agissait d'un rein en fer à cheval; le bassinet fut drainé; la malade guérit parfaitement et expulsa trois mois plus tard un petit calcul, après une colique néphrétique gauche La radiographie avait bien montré une petite tache; mais, en raison de sa situation devant la colonne vertébrale, cette opacité n'avait pas été attribuée à un calcul, avant que fut reconnue l'existence d'un rein en fer à cheval.

OBSERVATIONS XI, XII, XIII et XIV

(E. Percarnau.)

Tres cassos d'anuria sesolts pel catheterisme cistoscopic dels ureters. (*Anals de l'Acad. Laboratori de ciences Med. de Catalunya,* n° 7, juillet 1913, pp. 449-454. (Trois cas d'anurie ayant cédé au cathétérisme uretéral.)

La quatrième appartient à Pivovaroff, de Kief. C'est un cas d'anurie qui a duré dix-sept jours. Il s'agissait d'une oblitération bilatérale; le cathétérisme des uretères fut impossible. Le malade a succombé par urémie.

Ces quatre observations, malgré notre bonne volonté, en raison des circonstances actuelles, nous n'avons pas pu malheureusement nous les procurer.

Enfin, pour colliger dans ce petit travail toutes les observations publiées jusqu'à présent sur le traitement de l'anurie calculeuse par le cathétérisme uretéral, nous nous contenterons seulement d'énumérer les observations réunies par Eliot.

Observation XV

Tebaldo Cimino (de Palerme) (article écrit le 12 septembre 1902 et publié dans le *Policlino sezione pratica*, 22 avril 1903, p. 691). Anuria calculosa e suo trattamento mediante il cateterismo ureterale a permanenza. Expulsion du calcul. Guérison.

Observation XVI

Kreps (*Centralblatt für Chirurgie*, n° 37, 1903 et Rousski Vratch, 1903, n° 18). Anurie calculeuse dans un rein vraisemblablement unique. Pas d'orifice uretéral droit à l'examen cystoscopique. Cathétérisme de l'uretère le troisième jour. Guérison de la crise anurique.

Observation XVII

Kreps (*Centralblatt für Chirurgie*, 1903 et Rousski Vratch, 1903, n° 18). Anurie calculeuse par oblitération de l'uretère droit. Cathétérisme des uretères le premier jour de l'anurie. Guérison. Expulsion du calcul.

Observation XVIII

Apolant (*Deutsche med. Wochenschrift*, n° 29, 1903). Anurie calculeuse. Cathétérisme de l'uretère le septième jour. Guérison de la crise.

Observation XIX

Torkild Rousing (Copenhague) (*Ier Congrès intern. d'Urologie*, p. 248). Anurie de dix jours chez une femme enceinte presque à terme. Un double cathétérisme fait cesser la crise anurique. Accouchement normal. Trois ans après, nouvelle crise d'anurie. Calculs dans les deux bassinets. Double pyélotomie.

Observation XX

L. Imbert (de Marseille) *(Congrès français d'Urologie,* 1905). Anurie calculeuse depuis deux jours, guérie par le cathétérisme uretéral.

Observation XXI

L. Imbert (de Marseille) *(Association française d'Urologie,* 1906). Anurie calculeuse cédant au cathétérisme uretéral. Expulsion du calcul les jours suivants.

Observation XXII

Frontera Esterich (Palma de Malorca) *(Revista Balear de Ciencia,* 15, 30 julio 1908, n°s 685, 686). Anurie calculeuse de six jours, cédant par le cathétérisme uretéral à demeure. Guérison.

Observation XXIII

Casper, Berlin *(Congrès de Vienne,* octobre 1907). Anurie calculeuse depuis quarante-huit heures. Cathétérisme des uretères. Guérison de la crise anurique.

Observation XXVI

R. Jahr *(Münch. med. Wochens.,* 11 juin 1907, p. 1181). Anurie calculeuse. Guérison. Expulsion du calcul après introduction dans l'uretère d'une sonde munie d'un ballon insufflable pour dilater ce conduit.

Observation XXV

Gorach, Pétrograde *(Ier Congrès intern. d'Urologie,* p. 715). Trois crises d'anurie chez une même malade possédant un rein vraisemblablement unique.

La première crise cède au cathétérisme. Lors de la deuxième, survenue deux ans après, le cathétérisme se montre insuffisant. Uretérotomie. Une nouvelle crise deux années encore après le cathétérisme et la dilatation de l'uretère fait cesser les accidents et expulser un calcul.

Observation XXVI

Albarran *(Ier Congrès intern. d'Urologie*, p. 208). Oligurie calculeuse. Guérison par le cathétérisme. Expulsion du calcul.

Observation XXVII

Albarran *(Ier Congrès intern. d'Urologie*, p. 209). Anurie calculeuse guérie par le cathétérisme. Expulsion du calcul.

Observation XXVIII

Lowenhardt (Breslau) *(Comm. Ier Congrès intern. d'Urologie)*. Anurie chez un homme de quatre-vingt-trois ans. Le cathétérisme rétablit plusieurs fois le cours de l'urine.

Observation XXIX

Pavone (de Palerme) *(Ier Congrès intern. d'Urologie)*. Anurie guérie par le cathétérisme uretéral.

Observation XXX

Pavone (de Palerme) *(ibidem)*. Anurie calculeuse guérie par le cathétérisme. Expulsion du calcul.

Observation XXXI

Pavone (de Palerme) *(ibidem)*. Anurie calculeuse guérie par le cathétérisme. Expulsion du calcul,

Observation XXXII

Ureps (Pétrograde) *(Vratchevnaia Gazeta,* 8 février 1909). Anurie calculeuse. Une première crise cède au cathétérisme. Une deuxième crise, survenue trois ans après, également. Expulsion de concrétion calcaire à la suite du cathétérisme.

Observation XXXIII

Kreps (Pétrograde) *(Vratchevnaia Gazeta,* 8 février 1909). Anurie calculeuse par obstruction double cédant au cathétérisme. Expulsion des calculs.

Observation XXXIV

Albarran (Clinique du professeur Dieulafoy, in *Journal des Praticiens,* 27 mars 1909, p. 197). Guérison de l'anurie par le cathétérisme uretéral sans intervention sanglante.

Observation XXXV

Latzn *(Société império-royale de Vienne,* 26 mars 1909). Malade antérieurement néphrectomisé. Plus tard, anurie réflexe par calcul incrusté du pôle inférieur du rein. Plusieurs fois le cathétérisme fait cesser les accidents.

Observation XXXVI

Desnos (Paris) *(Association française d'Urologie,* 1909, p. 287). Anurie calculeuse guérie par le cathétérisme uretéral.

Observation XXXVII

Desnos *(ibidem).* Anurie calculeuse. Eupulsion du calcul à la suite du cathétérisme.

Observation XXXVIII

Brongersa (Amsterdam) (*XIIIe Congrès Association française d'Urologie*, 1902, p. 246). Rein unique à la suite de la néphrectomie de son congénère pour tumeur. Anurie calculeuse. Cathétérisme. Guérison et expulsion du calcul.

Observation XXXIX

Heitz-Boyer et Eliot (pièce présentée à la Société Anatomique, le 18 février 1910). Rein anatomiquement unique. Lithiase phosphatique secondaire. Le cathétérisme parvient, en déplaçant le petit calcul oblitérant l'uretère à 4 centimètres de son origine, à faire cesser l'anurie. Accident broncho-pulmonaire. Infection miliaire du rein. Mort.

Observation XL

Marion (*in* thèse Eliot). Rein unique du fait d'une néphrectomie antérieure pour pyonéphrose calculeuse. Deux crises d'anurie de quelques heures cèdent aussitôt au cathétérisme uretéral. Quelques jours après la deuxième crise, les calculs, cause des accidents, sont enlevés par pyélectomie. Guérison.

CONCLUSIONS

I. — Le *traitement purement médical* de l'anurie calculeuse est illusoire ; les résultats fournis par ce mode de traitement ont été généralement, par la perte de temps précieux pour intervenir, désastreux.

II. — Ce traitement laissé de côté, il faut à l'heure actuelle, si les circonstances et les moyens le permettent, avant de recourir à l'intervention sanglante, tenter le cathétérisme des uretères dans presque tous les cas d'anurie calculeuse, quelle que soit la date du début des accidents.

Dans les trois ou quatre premiers jours de l'anurie, où on est plus à l'aise, on peut tenter le cathétérisme, au besoin à plusieurs reprises, avant de recourir à la néphrotomie.

Après le cinquième jour, le cathétérisme doit se faire d'urgence et, en cas d'échec, intervenir au bistouri sans perdre de temps.

III. — Le cathétérisme sera souvent un moyen *palliatif*. Le cours de l'urine une fois rétabli, le malade sera dans des conditions favorables pour être chirurgicalement débarrassé de ses calculs par une opération en rapport alors avec le siège des concrétions.

IV. — Assez souvent le cathétérisme uretéral devient *un moyen curatif.*

Ainsi compris et exécuté suivant la méthode indiquée, le cathétérisme uretéral est un moyen qui, on le voit, sera indiqué dans la presque majorité des cas et qui permettra d'éviter quelquefois une néphrotomie immédiate.

La néphrotomie ultérieure ne sera d'ailleurs pas toujours de mise, car nombreux sont les sujets qui ont vu l'élimination de leur calcul facilitée par le passage de la sonde et ont, grâce à celle-ci, évité toute intervention chirurgicale.

BIBLIOGRAPHIE

ALBARRAN. — *Traité de Chirurgie* Le Dentu et Delbet, article LITHIASE URINAIRE.

ANDRÉ. — *Annales des Maladies des voies urinaires*, 1911, p. 133.

ACHARD. — Rapport *Ier Congrès international d'Urologie*, 1908, p. 167.

BRUNI. — Anurie calculeuse, méatotomie uretérale (*Zeitschrift für Urologie*, 1907, p. 388).

BRONGERSMA (Amsterdam). — *XIIIe Congrès Association française d'Urologie*, 1901, p. 246.

CASPER. — *Monographie Berlin O. Coblentz*, édit. 1896.

COMTE et PERDOUX. — *Le Poitou Médical*, décembre 1913, p. 266.

DONNADIEU. — *De l'anurie calculeuse et de son traitement chirurgical* (thèse de Paris, 1910).

ELIOT. — *Etiologie, pathogénie et traitement de l'anurie au cours de la lithiase et des tumeurs, et néoplasmes pelviens* (thèse de Bordeaux 1895).

— *Gazette des Hôpitaux*, 1911, p. 1093.

FRONTERA ESTERICH (Palma de Mallorea). — *Revista Balear de Ciencias medicas*, 15, 30 julio 1908 (thèse Eliot, p. 128).

HÜCK. — *De l'anurie calculeuse et de ses indications opératoires* (thèse de Nancy, 1904).

HEITZ-BOYER et ELIOT. — Thèse d'Elliot, p. 136.

IMBERT (de Marseille). — *Association française d'Urologie*, 1906.

JEANBRAU. — Rapport au *Congrès d'Urologie*, 1909, p. 159.

JAHR. — *Munch. med. Wochens.*, 11 juin 1907, p. 1181.

KOUZNETZKI (Pétrograde). — *Annales des Maladies des voies urinaires*, 1911, t. I, p. 801.

Kreps (Pétrograde). — *Vratchevaia Gazeta*, 8 février 1909.

Lory. — *Contribution à l'étude de la lithiase bilatérale rénale et uretérale* (thèse de Paris, 1908).

Lequeu. — *Traité chirurgical d'Urologie*, Paris, 1910.

Merklen. — Thèse, p. 137.

Marion et Heitz-Boyer. — *Traité pratique de Cystoscopie et de Cathétérisme uretéral.*

Pasteau. — Diagnostic et traitement des calculs de l'uretère (*Congrès d'Urologie*, 1909).

Papin. — *Manuel de Cystoscopie.*

Perrearnau. — *Anals de l'Academi Laboratori de Ciences med. de Catalunga*, n° 7, juillet 1913, p. 449.

Pivovaroff (Kiew). — *Journal d'Urologie.*

Rafin. — *Société des Sciences médicales de Lyon*, 29 mai 1901.

Rovsing (Copenhague). — *Ier Congrès intern. d'Urologie*, p. 248.

Simon (d'Heidelberg). — Technique du cathétérisme urétéral (*Woluman's Sammlung*, 1875, n° 88).

Thévenot. — Société de Chirurgie des Hôpitaux de Lyon, 14 novembre 1907 (*Revue de Chirurgie*, numéro du 12 décembre 1907).

Von Frisch. — Zeitschrift für Urologie (*Journal d'Urologie*, 15 mars 1912, p. 416).

Lyon. — Imprimerie A. Rey, 4, rue Gentil. — 69820

www.ingramcontent.com/pod-product-compliance
Ingram Content Group UK Ltd.
Pitfield, Milton Keynes, MK11 3LW, UK
UKHW021157220726
13924UKWH00003B/1179

9 782019 237288